宝宝
发烧生病
突发意外
怎么办

【日】原 光彦 主编
【日】主妇和生活社 编著
宋 亚清 译

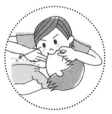 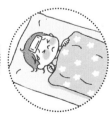 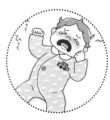 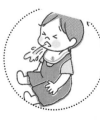 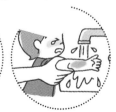

江苏科学技术出版社 凤凰含章

主编推荐序

宝宝天使般的笑容和健康熟睡的脸，总能令人忘记平时养育孩子的辛苦，心里还会不由自主地涌现美好的祝愿——希望宝宝永远都能如此健康地成长。但是，几乎没有一个孩子在成长的过程中从不生病或受伤。

本书为那些拥有孩子的家庭整理了在宝宝生病或受伤时的应对方法，包括：如何预防意外事故、就医时必须注意的事项、疫苗接种及健康检查等相关内容。如果能够具备应对各种问题的基础知识，碰到孩子突发状况时，父母就不至于感到惊慌失措了。

另外，本书所提到的"婴幼儿"，是采用广泛意义上的概念，即"从出生到三岁左右的幼儿"，并以宝宝出生时很健康为前提。因此，对于有先天性疾病或是早产等特殊情况的宝宝，请优先考虑其主治医生的意见。

　　本书如果能对生病或受伤宝宝的家庭有所帮助，能让一个或更多宝宝的健康成长获益，那么我们将不胜欣喜。养育孩子确实很辛苦，但也是最有价值的行为之一。希望妈妈们都能把养育好孩子视为自豪之事。

　　任何时候，小儿科医生都是妈妈们的坚强后援！

原光彦

目录

PART 1

妈妈这种时候该怎么做呢

宝宝易得的疾病及处理方法……17

Ⅰ. 宝宝身体异样时要迅速处理

1. 发烧的时候……18
- 体温管理和调节的要点
- 日常护理的要点
- 发烧时应该考虑到的疾病

2. 腹泻的时候……26
- 腹泻时及腹泻后喂奶＆进食的注意事项
- 预防皮疹，保持宝宝屁股清洁的小窍门
- 腹泻时应该考虑到的疾病

PART 2

快速应对意外事故和伤害

儿童急救指南……91

PART 3

爸妈都要学习

自己做护理工作……159

Ⅰ．病中病后的居家护理照顾

1．如何正确使用药物……160
- 内服药
- 外用药
- 栓剂
- 使用非处方药时的注意事项

2．如何喂奶喂饭……176
- 病情严重的时候
- 恢复期
- 生病时也能放心食用的宝宝食谱

3．泡澡淋浴的时机……181
- 病中病后泡澡时的要点
- 病中病后淋浴时的要点
- 不能洗澡时如何护理

从哪些讯息能看出宝宝的身体状况

六个检查要点

为了能尽早察觉宝宝生病的迹象，以利于及时接受适当的治疗，请务必每天检查宝宝的身体状况。可以在宝宝洗澡、换尿布、玩耍时……仔细观察其身体状况和情绪等变化。

宝宝如果生病了，病情通常会快速发展，并且很容易扩散至全身，所以一旦察觉到异常，就要马上采取适当的措施。

检查要点

① 脸色好不好

→脸色苍白或发红时，要注意

宝宝脸色苍白时，生病的可能性很大。如果眼神也变得朦胧，就要赶紧带他去医院检查。

若脸色发红，很可能是发烧。先量体温，再仔细检查身体各部位的状况。有时候是因为太热才会脸红，这时应检查宝宝的穿着是否过多、室内温度是否过高。

检查要点

② 有没有食欲

→没有食欲时，要注意

宝宝生病时，食欲通常会下降。因此，不好好喝奶，或是不想吃饭时，别强迫他，而要仔细观察宝宝的全身状况。

③ 心情好不好

→宝宝身体不适会折腾人

哄逗时不发笑或哭个不停，表示宝宝很可能已身体不适。应赶紧确认宝宝有没有发烧、食欲好不好。还有，如果宝宝比平时更黏妈妈，也许就是因生病引起不适及不安。

④ 呼吸状况如何

→呼哧呼哧喘气时，要注意

宝宝的呼吸道很窄，容易发生呼吸困难的情况。当宝宝呼哧呼哧喘气或胸口窝呈现凹陷状态时，可能是得了呼吸道疾病，应该带宝宝去医院接受诊治。

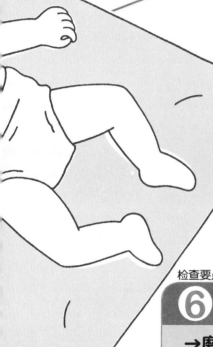

⑤ 大小便次数、状态如何

→换尿布时，
仔细观察大小便的形状和颜色

宝宝生病时，比如腹泻，大小便的颜色会和平时有所不同。平时就要仔细观察宝宝大小便的情形，以掌握宝宝健康时的状况。次数比平时多或少，都有可能是生病。

⑥ 睡眠品质好不好

→磨蹭不睡觉或睡太久都要注意

宝宝的入睡和睡眠时间因人而异，所以"和平时的状态是否一样"，是重要的判断标准。平时很容易入睡，现在却出现磨蹭不睡觉的情况，或是平时活泼好动不想睡觉，现在忽然变得嗜睡，都可能是宝宝身体出现了异常。

关键时刻也能放心
宝宝急救箱

宝宝身体不适或受伤时，适当的急救措施、居家护理很重要，每2至3个月要检查一次急救箱，确认其中是否有物品已经过期或已用完。另外，为了预防宝宝拿来玩耍，最好放在宝宝够不到的地方。

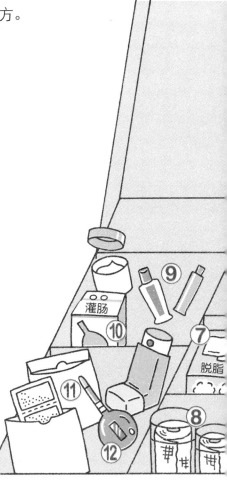

① 婴儿润肤油

保护皮肤，避免干燥。帮宝宝灌肠或取出耳内异物时，用棉花棒沾一点润肤油擦拭，比较不会伤害到皮肤（也可以用橄榄油代替）。

② 镊子、剪刀

镊子可以取出耳里的异物、扎进皮肤的小刺或虫子的毒刺等；剪刀则可以剪断绷带和纱布。

③ 棉花棒

可以用来掏耳朵，也可以用来取出进入眼睛或耳里的异物，还可在便秘需要灌肠时使用。如果同时准备好细棉花棒和粗棉花棒，就更能根据情况作适当的运用。

④ 小手电筒

眼睛、鼻子、耳朵有异常或有异物进入时，用它能看到里面的状况。小虫飞入耳朵时，有时只要用小手电筒照一下，它就会朝着光源飞出来。

⑤ 创可贴

创可贴可以在伤口流出的渗出液作用下，提高伤口的自然愈合力。最好准备几种大小不同的类型。

⑥ 胶带

宝宝受伤或流血时，可以用来固定纱布或绷带。

⑦ 纱布、脱脂棉

用于伤口消毒、保护伤口，以及清除进入眼睛的脏东西等。最好放在盒子或袋子里，以免弄脏或沾染灰尘。

⑧ 绷带

可以固定纱布，也是骨折时进行急救处置的必需品。最好多准备几种宽度不同的类型，如果备有筒状的网格状绷带，也会有所帮助。

⑨ 软膏

湿疹、蚊虫叮咬时，可以用来保护皮肤。基本原则是保存于冰箱内。如果使用了不符合症状的软膏，可能会导致情况恶化，要格外小心。

⑩ 灌肠药

用按摩、运动和改善饮食等措施仍不能消除便秘时，可以使用灌肠药。一定要准备婴儿专用的灌肠药。

⑪ 药

基本原则是按照疾病和症状，使用当次在医院开的药。像支气管哮喘这样需要长期管理，在紧急情况下需要服用的药品，应列入家中常备用药。

⑫ 体温计

可准备电子式体温计或水银式体温计。比起透过耳朵来测量体温，还是夹在腋下的方法更为准确。体温计使用后要擦干净，保持清洁。

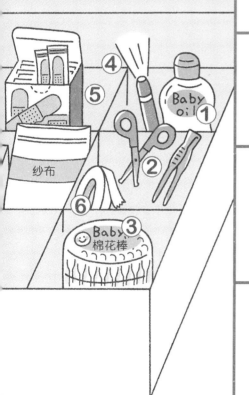

记录宝宝日记吧

为了察觉宝宝身体状况的变化，必须确实把握宝宝正常时的状态，建议你记录宝宝日记。不用每天写也行，记录宝宝的健康状况和成长日记吧！

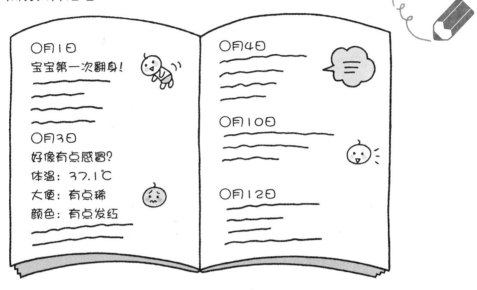

日记里要记录的内容

健康的时候

- 大小便的状态、次数
- 母乳、奶粉的喂食量和次数
- 食谱、喂食量、次数
- 体重、发育的纪录
- 起床时间、一天的生活节奏等

身体不适的时候

- 体温的变化
- 咳嗽、鼻涕、呕吐、腹泻等
- 喂奶、饭量和次数
- 大小便的状态、次数
- 吃药的时间等

每周2～3次，记录宝宝的健康状况

除了记录喂奶次数和断奶食品的内容外，凡是有助于了解宝宝健康状况的相关信息，如大小便次数等，都要写下来。一旦觉察宝宝生病时，才能向医生传达正确信息。

另外，如果能写下"宝宝第一次翻身"这类成长纪录，在向医生咨询宝宝发育或身体不适的情况时，也会有所帮助。建议每周2～3次，写下宝宝重要的成长纪录吧！

PART 1

妈妈这种时候该怎么做呢

按症状

宝宝易得的疾病
及处理方法

Ⅰ. 宝宝身体异样时要迅速处理

Ⅱ. 妈妈心里担心的症状——这样是生病了吗

　　发烧、剧烈咳嗽、呕吐等症状，都是宝宝经常会发生的情况。但是，"好像是感冒"的症状，也许是宝宝生重病的征兆。如果简单地作出判断，可能会导致严重的后果。为了在宝宝突发疾病时能够作出妥当的判断，提前了解一下按症状能考虑到的疾病及其正确的护理方法吧！

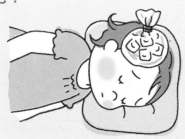

I

宝宝身体异样时要迅速处理

发烧、腹泻、呕吐……
宝宝的身体突然出现异常时，
以正确的方法应对！

1 发烧的时候

宝宝之所以会发烧，基本上都是因为感染所引起。宝宝发高热的时候，妈妈通常容易感到慌张，但是一定要让自己冷静下来，才能好好地照顾宝宝。

发烧，未必就是重病

宝宝发烧时，家长首先担心的是——宝宝是不是得了重病？虽说发烧也未必是重病。

有时发烧如中暑，是来自外面的热量使得体温调节失衡时才会发生。仅仅是发烧的话，不会对脑部造成影响，除非出现高热抽搐。

发烧时不用勉强降体温

发烧是身体为了抵抗疾病的正常反应。感染引起发烧时，身体为抵御细菌病毒会产生抗体。

也就是说，抗体的数量增多了，病也就慢慢治好了。而且，下次即使被同样的细菌病毒感染，身体也不会败给它，而是会变得愈来愈强壮。

如果一味地想办法降温，反而会掩盖病情，影响诊治。

即使在夜里，也要马上带去医院
- 婴儿出生不满三个月时发烧
- 出现呼吸困难的状态
- 脸色不好，软弱无力
- 出现痉挛
- 哭的样子很奇怪

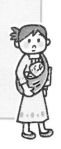

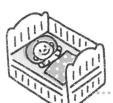

可以在家观察
- 除了发烧之外，没有其他症状
- 心情很好，面带笑容
- 有食欲

在门诊时间带去医院
- 出疹子
- 流鼻涕、咳嗽
- 父母介意的其他症状
- 没有食欲
- 心情不好

体温管理和调节的要点

Point 1 刚开始发烧时

不要慌张，
应做好护理

宝宝刚开始发烧时，手脚会变凉，身体则可能会因为感到寒冷而发抖。此时，不要慌张，应先确认宝宝的意识是否清醒。不要用毛毯、暖气等取暖，在正常的温度下让宝宝入睡即可。

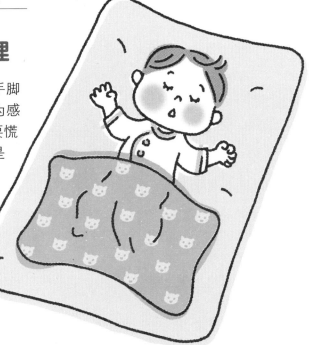

有没有其他的症状？关键是看有没有发疹

如果是出生不满三个月的宝宝发烧了，必须马上带宝宝去医院就诊。

如果是出生满三个月的宝宝发烧了，必须仔细地观察除了发烧之外，宝宝还有什么症状。

宝宝第一次发烧时，发生率最高的疾病是"幼儿急疹"。这种疾病在宝宝出生后4~6个月时很容易发生，特征是高热退后，身体发疹，要根据症状的变化来判断。

Point 2

退热后,
别穿太多衣服

保持凉爽

出汗、脸颊发红,都是退热的证明。此时少穿一点衣服,在凉爽的状态下宝宝会比较舒适。可以打开窗户,或把室内空调稍微调低一些,保持适当的温度。也可以使用散热毯和冰袋。

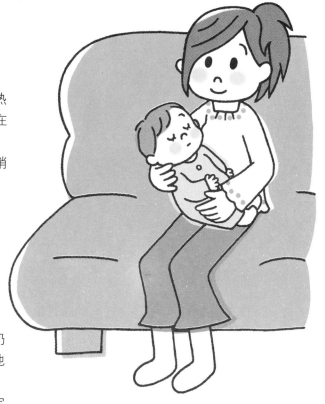

Point 3

不要过度使用

退热药

在宝宝发高热不喝母乳或奶粉或不睡觉时,通常家人会给他使用退热药,但是要避免乱用。另外,散热毯和冰袋也只是让宝宝能睡得舒服一些,不能期待它们会有很强的退热作用。

退热药、散热用品的正确使用方法

● **退热药** 服用的标准是发烧38.5度以上。基本原则在医生指导下服用。服用1次后,下一次要间隔八小时以上才能再次服用。

● **散热毯** 如果散热毯堵住了宝宝的鼻子和嘴巴,会有窒息的危险,因此使用时要随时留心宝宝的安全。

● **冰 枕** 直接使用冰袋或冰枕,太过冰凉,宝宝可能不喜欢,最好裹上毛巾后再使用。

Point 1 让宝宝摄取充足水分

以防脱水

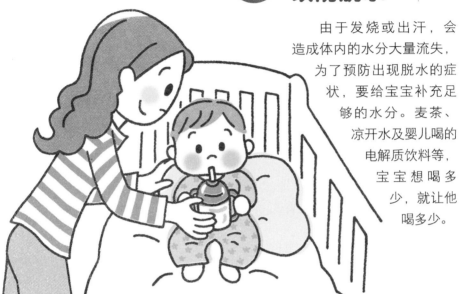

由于发烧或出汗，会造成体内的水分大量流失，为了预防出现脱水的症状，要给宝宝补充足够的水分。麦茶、凉开水及婴儿喝的电解质饮料等，宝宝想喝多少，就让他喝多少。

Point 2 频繁地为宝宝擦汗

更换贴身衣物

发烧时会大量流汗，要频繁地用拧干的温毛巾为宝宝擦拭身体，并更换宝宝的贴身衣物。如果放任宝宝流汗不管，可能会起痱子，甚至造成尿布湿疹，要特别注意。

Point 3 宝宝不想吃的时候就别喂了

应喂口感好的食物

宝宝想喝多少母乳或奶粉就喝多少。如果宝宝不想吃，则不用勉强喂食。当宝宝食欲好时，则可以减少一次喂食的分量，而采取少量多喂几次的方式。

发烧时容易食欲不振，必须补充足够的水分

发烧时，通常会没有食欲。此时别强迫宝宝进食，但必须确保宝宝的身体摄取足够的水分。

宝宝原本就比大人容易出汗，发烧时更会耗损大量的水分，如果身体摄取的水分不足，就会有脱水的危险。

宝宝想喝多少母乳或奶粉就喝多少，除此之外，还要让宝宝摄取足够的水分。请特别注意，冲淡的绿茶或粗茶中，含有丹宁酸，容易引起便秘，所以还是选择麦茶或凉开水比较好。

为发烧的宝宝推荐的菜单

· 凉羹   · 粥
· 凉的蒸鸡蛋羹   · 凉面
· 凉拌豆腐   · 冰淇淋

· 含有大量的水分
· 让宝宝感到凉爽，口感好
· 含有丰富的维生素和蛋白质

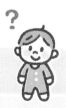

如何正确测量体温

在家里测量体温时，最准确的是使用夹在腋下测量的水银式体温计。先擦干腋下的汗，然后将体温计顶端夹在腋下的中心位置，让体温计的后端稍微向上翘起。抱着宝宝或把宝宝放在膝盖上，记得要抱紧，不要让体温计有所松动。

如果是使用水银式体温计，大约要等五分钟左右；如果是使用电子式体温计，则必须在按下测量键后，静静地等到"哔"声响起为止。

发烧时应该考虑到的疾病

没有发疹的情况	伴随呕吐和剧烈头痛 **脑膜炎**	出现和感冒相似的症状 **流行性感冒**
	脑膜炎是覆盖脑与脊髓的脑脊膜被病毒和细菌感染所致。特征是有发烧、呕吐、头痛等症状，以及从头顶到头后颈项部发硬。必须住院进行治疗。	由流感病毒感染引发的疾病。除了服用抗病毒药物之外，为了避免引发肺炎等二次感染，有时必须使用抗生素。居家护理以保持安静最为重要。
舌头上布满了细小粒状物并呈现粉红色 **链球菌感染**	从耳朵下方到脸颊、下巴发肿 **流行性腮腺炎**	出现发烧的情况时，多半是这种病 **感冒症候群**
由A组β-溶血性链球菌（化脓性链球菌）感染咽喉引发的疾病。突然发高烧，扁桃腺发肿，舌头鲜红而且布满小疙瘩。必须使用抗生素来治疗。	由流行性腮腺炎病毒感染所引起，从耳朵下方到脸颊、下巴发肿，并伴随剧烈疼痛。其治疗的关键是静养，缓解症状。饮食上尽量吃柔软的食物。	病因是病毒感染。根据病毒的不同，症状也有所差异，多数表现为发烧、咳嗽、打喷嚏、流鼻涕、食欲不振等。基本上在家中护理3～5天即可痊愈。
特征是高烧，有时会有小便浑浊的现象 **尿路感染症**	喉咙肿且疼得厉害 **扁桃炎**	感冒后容易得的病 **中耳炎**
病因是由于肾脏、输尿管、膀胱、尿道中某一处细菌感染引起，患者多为男孩。症状表现为发烧、食欲不振、呕吐、腹泻等，有时会有小便浑浊的现象，必须使用抗生素治疗。	喉咙深处的扁桃腺被细菌或病毒感染，引起发炎。喉咙疼得厉害，有时还伴随高烧，必须使用抗生素等药物进行治疗。饮食上最好吃些滑溜好下咽的食物。	感冒时，鼻子、喉咙的细菌、病毒进入中耳所引发的症状。伴随着发烧、耳痛等情形，必须使用抗生素和解热镇痛药来进行治疗。

病毒引起的热伤风 **游泳池病毒热**	感冒和流感引发的状况 **支气管炎·肺炎**	**有发疹 的情况**
由腺病毒感染引发的疾病。症状表现为高热，并且伴随喉咙疼痛、眼睛充血、头痛、腹痛、腹泻等。最重要的是要静养和抗病毒治疗，并且预防传染给别人。	感冒和流感严重时，导致支气管和肺部细菌或病毒感染引起的疾病。细支气管炎还可能会引发呼吸困难，必须使用抗生素等药物进行治疗。	
红色水疱状颗粒物蔓延 **水痘**	出疹、流鼻涕、咳嗽 **麻疹**	退烧后出现红色小疹子 **幼儿急疹**（玫瑰疹）
由水痘——带状疱疹病毒引起的疾病。其症状表现为发烧、全身长出水疱，奇痒无比。发疹初期是小水泡，变成疮痂干枯时就好了。	由麻疹病毒感染引起的疾病。起初症状很像感冒，口腔黏膜会出现小白斑。一旦退烧，如果再次反复发烧，全身就会发疹。静养最为重要。	由人类疱疹病毒感染所引起的疾病。突然发高热，但是不咳嗽，也不流鼻涕。3～4天会退烧，之后腹部和背部会发疹。抗病毒治疗，宜静养，并补充足够的水分。
喉咙出现小水泡 **疱疹性咽峡炎**	全身发疹， 3天左右治愈 **德国麻疹**（三日麻疹）	持续高热5天以上， 发疹并且眼睛充血 **川崎病**（皮肤黏膜淋巴结综合征）
感染库克萨基A型病毒后发病。症状是高烧伴随喉咙疼，喉咙的深处会出现红疹和小水泡。由于饮水困难，要预防脱水症状的发生。	由德国麻疹病毒感染引起的疾病。发烧时伴随全身发红色疹子，耳朵后方的淋巴结肿大。在发疹后3至4天即可痊愈，抗病毒治疗，静养是关键。	病因不明。症状表现为持续高热、眼睛充血、嘴唇红肿、全身发疹，手脚浮肿有红斑，必须住院进行治疗。有时还可能会留下心脏方面问题的后遗症。

2 腹泻的时候

宝宝的大便本来就很松软，所以很容易腹泻。即使是大便偏稀，只要宝宝的心情不错，也能喝母乳或奶粉，就不用担心。但是，要注意脱水症状的发生。

宝宝大便偏稀，也可能是母乳或断奶食品所造成

宝宝的大便本来就含有很多水分，偏稀。一般来说，和大人相比，大便次数也偏多。虽然一天会大便好几次，但未必就是腹泻。如何判断是不是腹泻，要视大便的水分是否比平时多而定。

另外，随着宝宝的成长，大便的形状会有所变化，例如：母乳或奶粉喝得比平时多、吃了还没吃习惯的断奶食品……若不能正常消化所吃食物，常常会引起腹泻。

在门诊时间带去医院
· 除了腹泻之外，宝宝还有发烧、咳嗽、呕吐等症状
· 身体发疹子
· 由于肚子难受，哭个不停

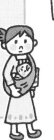

可以在家观察
· 除了腹泻之外，没有其他明显的症状
· 心情好，脸色也不错
· 喂食断奶食品的过渡期出现腹泻

如果伴随发烧等症状，便必须就医

虽然宝宝发生腹泻，但如果看起来有精神，心情不错，也能喝母乳或奶粉时，那么继续观察宝宝的情形即可。

如果除了腹泻之外，还伴随发烧、呕吐、发疹、没有精神、软弱无力等症状时，有可能是感染了细菌或病毒，一定要带去医院接受诊治。此外，如果宝宝的嘴唇变得干巴巴的，则可能是脱水的征兆，这种情况就要马上带去医院就诊。

去医院前，要仔细观察宝宝大便的颜色和形状，并让医生知道。

即使在夜里，也要马上带去医院
- 排出带血的、白色或黑色的大便
- 由于呕吐，不能摄取足够的水分
- 眼睛凹陷
- 皮肤不紧绷
- 嘴唇、舌头发干
- 不排小便

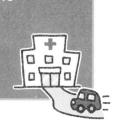

随着宝宝的成长，大便会有这样的区别

新生儿至出生后3个月

宝宝出生后，首次排出的是暗绿色黏糊糊的胎便，之后转变为金黄色、黄色、浅褐色、明绿色等。水分多且松软。

出生后3至7个月

由水分多的大便转变为黏稠的泥状大便。宝宝喝母乳的时期，大便会稍微松软一些。刚开始吃断奶食品时，大便有时也会发稀。

出生7个月以后

大便发硬，变为褐色，慢慢和成人的大便相似，但是根据吃的食物不同，颜色和形状也会产生变化。一岁半左右，基本上会变得和成人的大便一样。

腹泻时及腹泻后
喂奶&进食的注意事项

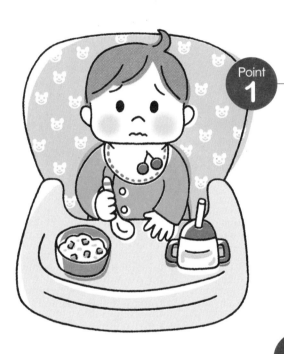

奶粉可以根据需要适度冲淡以防脱水
母乳可以随意喝

母乳可以让宝宝想喝多少就喝多少。对于断奶食品，如果宝宝没有食欲，只喝母乳就够了。但是，在某些情况下，必须把奶粉冲淡或必须咨询医生。

Point 1

可以一餐不吃，但是必须喝水
预防脱水症状

Point 2

如果连续腹泻几次，体内的水分会流失，很容易发生脱水症状。要让宝宝喝婴儿专用的电解质饮料、麦茶、凉的白开水等，补充足够的水分。果汁类的饮品不好消化，最好不要喝。

宝宝喝完就吐，无法通过饮水摄取足够的水分时，就必须带去医院打点滴。

腹泻症状好转后，要慢慢地
吃一些固态食物

Point 3

如果处在断奶期，腹泻的症状有所好转后，要慢慢地吃一些固态食物。例如：煮得很软的面条、粥，以及煮烂的蔬菜等，要让宝宝逐渐吃一些热呼呼的食物。

腹泻时，不要勉强宝宝进食

宝宝腹泻时，有时候会伴随发烧、呕吐等症状，在这种情况下，没有食欲是很正常的。

此时，不要勉强宝宝进食。另外，宝宝刚病愈的时候，胃口会比较好，这时要限制他们的食量，不可以毫无节制，必须慢慢增加他们吃饭的次数。最好一边观察大便的状态，一边给宝宝合理的饮食。

脱水症状很危险！嘴唇、皮肤等发干要注意

如果因为腹泻和呕吐导致大量的水分流失，体内必需的钠等电解质也会随之流失。必须让宝宝喝婴儿专用的电解质饮料或蔬菜汤等，补充足够的水分和电解质，以预防脱水症状和电解质失调的发生。

如果体内流失水分超过体重的10％，会导致意识模糊，甚至诱发痉挛。必须密切观察宝宝的情形，看看嘴唇、皮肤、舌头有没有发干，是否有精神，小便次数是否减少等症状。

 推荐的饮食＆饮品

·米粥　　·面条　　·萝卜泥　　·苹果汁　　·冲淡的酱汤
·没有辅料的蔬菜汤　　·婴儿专用的电解质饮料

 尽量避开的饮食＆饮品

·牛奶　　·油腻的食物　　·柑橘　　·未加工的蔬菜　　·肉
·富含食物纤维的食物（海藻、燕麦片等）

预防皮疹，
保持宝宝屁股清洁的小窍门

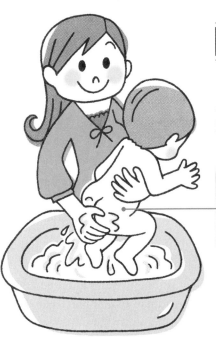

方法1　在脸盆中坐浴

在稍大的脸盆中倒入温水，为宝宝洗屁股。可以使用清水，不一定要使用沐浴乳。洗完后，擦干屁股，垫上尿布。

> 如果让宝宝穿着上衣洗，要把衣服下摆卷起来，并用夹子固定好。

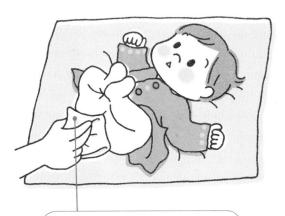

方法2　用湿毛巾擦

宝宝没有足够的精神坐浴时，可以使用拧干的湿毛巾为宝宝擦屁股。擦完后，要等屁股干爽后再垫上尿布。

> 与市面上销售的湿纸巾相比，使用拧干的湿毛巾擦拭更不容易起皮疹。

腹泻时，必须预防屁股溃烂

宝宝腹泻的次数增多，屁股很容易弄脏，造成溃烂和发炎。必须保持屁股的清洁。如果宝宝心情不错，可以为宝宝进行坐浴；如果精神不佳，则可用拧干的湿毛巾擦拭屁股；如果能站着，也可以进行淋浴。

湿纸巾在使用上的确是很方便，但如果使用过于频繁，会导致皮肤变得粗糙，所以建议优先使用毛巾。

夜间可垫旧浴巾或床单

宝宝腹泻时，最重要的是要频繁更换尿布。

但是，换尿布时，大便有时会漏出来。特别是睡觉时，如果大便从尿布漏出来，会弄脏寝具。如果能事先垫上旧浴巾或床单，即使是弄脏了，也很好清理。

通过管理饮食和注意卫生可有效预防腹泻

奶粉冲好后一直放着，或奶瓶不卫生等，都会滋生细菌，引发细菌性食物中毒。做好的食物保存状态不佳、砧板和餐具等器物的卫生状况不好，也会导致细菌滋生。只要做好除菌和消毒工作，就能预防。此外，给宝宝腹泻后换尿布或做完护理后，妈妈必须用肥皂仔细清洗双手。

大便是很重要的诊断依据，就诊时要带去给医生参考

宝宝发生腹泻，被带到医院接受诊治时，大便是非常重要的诊断材料。根据大便的颜色和形状及其中掺杂的东西等，可以帮助医生查明原因。

接受诊治时，最好把尿布装进塑胶袋里，一并带去。此外，也可以用数码相机拍几张相关的照片，带去给医生参考。

腹泻时应该考虑到的疾病

大便的颜色发白 **轮状病毒胃肠炎**	伴随发烧、咳嗽、流鼻涕等症状 **感冒症候群**	排出像草莓果冻那样的血便 **肠套叠症**
由轮状病毒感染引起的胃肠炎。由于好发于秋冬季，因此被称为"婴幼儿秋冬季腹泻"。感染之后很容易造成呕吐和腹泻，甚至会导致脱水症状，要小心应对。	由感冒病毒感染所引起的腹泻。不仅腹泻、呕吐，还伴随着发烧、咳嗽、打喷嚏、流鼻涕等症状。只要静养3至5天即可痊愈。	一段肠管套入与其相连的肠腔内。如果病情发展转变为腹膜炎，就会有生命危险。症状是排出果冻布丁状的血便，同时伴随呕吐和剧烈腹痛。要火速送往医院。
喝奶粉和乳制品引起的疾病 **乳糖不耐症**	食用鸡蛋、牛奶和大豆等食物时，身体有反应 **食物过敏**	除了食物之外，受到沙门氏菌等细菌感染 **细菌性食物中毒**
病因是体内分解乳糖的酶不足，牛奶及乳制品在肠道内不能正常地分解，导致腹泻和呕吐。必须为宝宝选择不含乳糖的食品或乳糖已经分解完的牛奶等。	吃进了导致过敏的食物，从进食到发病大约2小时左右，会出现呕吐、腹泻、发疹、舌头肿、发痒等症状。严重时还会引起呼吸困难，甚至导致休克。	原因是细菌感染。除了腹泻和呕吐之外，还伴随发烧。治疗时，有些情况会使用抗生素。切勿随便用止泻药，必须带到医院接受诊治。
吃得太多、太凉，或受到压力 **其他的原因**	发高热、全身状况恶化 **流行性感冒**	
如果母乳或奶粉喝得太多，也会引起腹泻。着凉、受到压力等原因，也常常导致腹泻。如果宝宝的精神好、心情好就没问题。	由流感病毒感染引发的疾病。主要症状表现为高热、流鼻涕、咳嗽及喉咙疼等，如果是B型流感病毒造成，常常会伴随呕吐和腹泻。	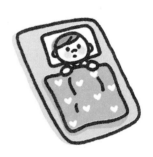

3
呕吐的时候

宝宝会因为不起眼的小事而呕吐。呕吐后如果没有其他异常状况，而且看起来很有精神，就不用担心；如果看起来很难受，则根据呕吐的情况不同，很可能和某些疾病有关系。

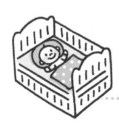

可以在家观察

· 在剧烈咳嗽后呕吐出来，之后不再咳嗽
· 在大哭之后呕吐出来
· 从嘴巴两侧滴滴答答地流出来，但心情很好

在门诊时间带去医院

· 每次喂奶都会吐，体重持续增加，且心情很好
· 发烧、腹泻等，伴随其他症状，比较有精神

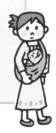

即使在夜里，也要马上带去医院

- 无法从嘴巴摄取水分
- 诱发痉挛
- 身体软弱无力，脸色差
- 吐出来的东西掺杂着血迹
- 撞到头部后吐了好几次，身体无力
- 眼睛朦胧
- 皮肤没有弹性
- 嘴唇、舌头发干

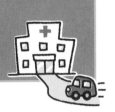

宝宝胃部未发育成熟，发生呕吐不要大惊小怪

宝宝的胃部和食道之间的管道很短，对于宝宝的身体来说，嘴巴、胃和食道基本上处于一条直线上。

而且，宝宝胃部入口（贲门）的肌肉尚未发育成熟，闭合状况不太好，导致进入胃部的食物很容易被吐出来。

因此，即便宝宝只是打嗝、喝太多了或吃太多了，也可能马上吐出来。此外，由于神经发育也尚未成熟，对于微小的刺激都会有所反应，如在大哭、剧烈咳嗽时，都会"哇"的一下就吐出来。

也就是说，宝宝本来就很容易吐。虽然吐了，但未必是宝宝的身体不好，所以不要大惊小怪。这时只须先帮宝宝清洗干净，再留意其后续状况，若无特殊的情形发生，就不必太介意了。

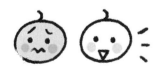

宝宝喝得太多，是呕吐的根源

有些妈妈一听到宝宝哭了，就会认为宝宝一定是饿了，便赶紧喂食母乳或奶粉。有时宝宝喝过奶后就不哭了，所以不知不觉便养成"一哭就喂奶"的习惯。

此外，有些人觉得宝宝呕吐会导致营养不良，所以认为要多喂点奶才行。

其实，这很明显是因为奶喝多了。

宝宝哭不一定都是肚子饿了，一味地喂奶，可能就是造成宝宝呕吐的原因。

宝宝哭的时候，首先要抱起来，看看尿布该不该换，若还不需要换，且喝奶的时间也还没到，可以试着陪宝宝玩耍。如果这样做宝宝还是哭个不停，再考虑喂奶，以预防宝宝喝太多了。

如果一天吐了好几次，必须带去医院就诊

宝宝呕吐的时候，首先要确认吐的方式，以及还有没有别的症状。如果只是吐完一次就马上恢复精神，便没必要担心。在一小时内不要给宝宝进食，并密切观察后续情形。

如果宝宝不仅呕吐，还伴随腹泻、发烧、身体无力、没有精神等症状，且一天吐了好几次，那么很可能是得了某种疾病。请马上找医生诊治。

宝宝之所以呕吐，经常是由于病毒或细菌感染所引起的疾病。常见的情形是：由感冒、流感、轮状病毒等引起的小儿呕吐腹泻症。

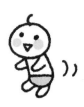

从呕吐方式就可以知道
呕吐的原因及严重程度

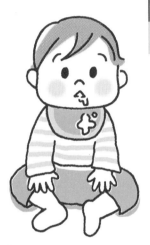

类型 1 从嘴巴两侧
滴滴答答地流出来

原因是母乳、
奶粉喝得太多

发生在喝奶之后。原因是不能顺利打嗝、喝得太多。如果宝宝的心情好，体重也顺利增加，那就没有必要担心。

类型 2 一下子猛然吐出来

无法顺利打嗝，
在呼气的同时吐奶

喂奶后，宝宝无法顺利打嗝，在呼气的同时吐奶。通常发生在大哭或剧烈咳嗽时。如果吐出的东西中混有血迹，要马上带去医院接受诊治。

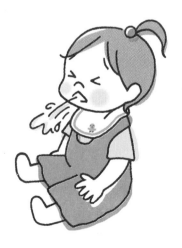

类型 3 **像喷水一样猛然吐出来**

患胃部疾病的可能性很大

肥厚性幽门狭窄，可能是胃部出口太窄的原因。即使是喝奶粉，也由于很难通过胃部下方的十二指肠进入肠道，所以会吐出来。如果是因为长期呕吐导致营养不良而体重不增加，请马上到医院接受诊治。

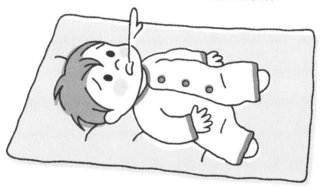

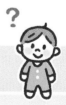

别对宝宝不耐烦！要悉心呵护

每次宝宝吐的时候，妈妈会因为"怎么又吐了"而心里觉得烦躁，并摆出不耐烦的表情，这样不好。

虽然宝宝吐完之后的清理工作，以及为宝宝换衣服等事情比较麻烦，但请妈妈不要表现出不耐烦，更不要发火。因为宝宝对妈妈的态度很敏感，以免转化为宝宝的压力，而导致其再次呕吐。可以抱着宝宝安抚一下，降低他的不安感，并悉心照顾喔！

预防呕吐引发的事故，
让身体变得舒服的护理方法

把嘴巴周围擦干净

为了预防宝宝再次感到恶心、有想吐的感觉，要用拧干的纱布等把嘴巴周围擦干净。

让宝宝侧躺着入睡

不能让宝宝脸部朝上躺着，否则可能会被吐出来的东西堵住口鼻，引起窒息或导致呼吸困难，所以要让宝宝侧躺着睡。

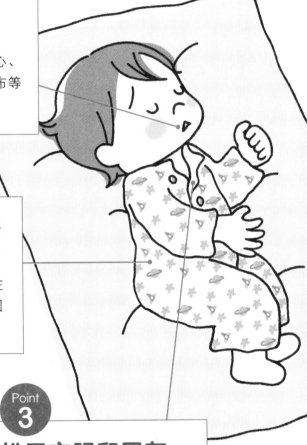

松开衣服和尿布

为了让宝宝舒服放松地呼吸，要把衣服和尿布松开。

预防吐出来的东西堵在喉咙里

如果脸部朝上睡，那么宝宝吐出来的东西，有可能会堵在呼吸道，有引起窒息的危险。必须赶紧让宝宝侧躺着，切勿让吐出来的东西堵在喉咙里。

宝宝口中如果有呕吐的残留物，很可能在哭的时候进入呼吸道，引起呼吸困难，如果情况允许，可在手指缠上纱布，把宝宝口中的残留物清除干净。

注意！若强硬地把手指伸进宝宝口中，宝宝可能会感到恶心，因此必须轻轻地、缓缓地将手放进去。

吐后要慢慢抱起宝宝，待宝宝平静之后再进食

在宝宝呕吐后，要帮他换好衣服，将呕吐物收拾干净，然后将宝宝抱起来，直到他恢复平静。由于呕吐可能会让宝宝受到惊吓，因此要好好安慰，使其放心。

关于宝宝接下来的进食问题，建议要隔一段时间，等待宝宝平静后再喂食。吐奶之后先不要喂食，因为马上再次进食，宝宝很可能又会吐出来，这也是引起呕吐的原因之一。

Point
4

频繁地更换床单和衣服

如果吐出的东西沾染到床单或衣服上，恶心的气味很可能再次让宝宝呕吐。因此，弄脏时就赶紧换掉吧！

呕吐时应该考虑到的疾病

吃完就吐，经常发疹 **食物过敏**	出现咳嗽、流鼻涕、发烧等症状 **感冒症候群**	好发于秋冬季，伴随腹泻、发烧症状 **轮状病毒胃肠炎**
对特定食物产生的过敏反应。从吃完后到发病大约2小时之间。出现呕吐、腹泻、发疹及嘴唇发肿、发痒等症状。如果出现呼吸困难，要火速带去医院就诊。	由腺病毒、冠状病毒等感染引起的疾病。会伴随咳嗽、打喷嚏、流鼻涕以及发烧等症状。要好好静养，如果不引起脱水的症状，3至5天即可治愈。	由轮状病毒感染引起的胃肠炎。好发于11月至5月左右。除了呕吐之外，还伴随腹泻和发烧。很容易导致脱水的症状，所以要留心补充足够的水分。
脸色不好，哭得很厉害 **肠套叠症**	腹部肿胀，疼痛呕吐 **肠梗阻**	像喷水那样，把母乳或奶粉吐出来 **肥厚性幽门狭窄**
一段肠管套入与其相连的肠腔内。被压迫的部分一旦坏死，就有可能引起腹膜炎。如果出现呕吐、剧烈腹痛、血便等症状，要火速带去医院就诊。	由肠的麻痹、感染等原因引起肠道的一部分堵塞，使得进入肠道的东西不能顺利通过。特征是肚胀、呕吐，宝宝由于腹痛哭得很厉害，必须立刻接受治疗。	作为胃部出口的幽门处肌肉，天生肥厚，导致吃喝东西的通道狭窄。特征是每次喂奶的时候，宝宝会像喷水一样往外吐，必须赶紧带去医院就诊。
伴随发烧，还会出现痉挛和意识障碍的症状 **脑膜炎**	剧烈咳嗽所引起的呕吐 **细支气管炎**	喝完奶后，滴滴答答地吐出来 **胃食道返流**
覆盖脑和脊髓的脑脊膜被病毒或细菌感染引起的疾病。特征是发烧、呕吐、头痛等症状，以及颈部会变得僵直。必须立刻住院进行治疗。	由病毒感染，致使支气管分支的细支气管出现发炎所引发的疾病。如果出现了发烧、流鼻涕及凹陷呼吸（呼吸的时候，肋骨之间及肚脐凹陷下去）等症状，必须带去医院检查。	宝宝胃部入口的贲门处，肌肉发育不成熟，导致吃进去的东西返流吐了出来。注意！不要让宝宝一次吃太多，也不要刚喂完奶就让宝宝睡觉。若发生吐血的情况，必须带去医院诊治。

由病毒或细菌感染所引起的呕吐 **脑炎、脑病**	**剧烈咳嗽，呼吸困难** **肺炎**
由于脑部发炎所引起的疾病。主要症状是恶心、呕吐、发烧、痉挛、意识障碍等。如果未及时发现，会留下运动障碍和智力障碍等后遗症。	一旦感染肺炎，会由于剧烈咳嗽而引起呕吐。主要症状是发烧、流鼻涕、凹陷呼吸等。全身状况很容易恶化，所以要尽早带去医院就诊。
身体无力，没有精神 **肝炎**	**吃喝得太多、药物的副作用等** **其他原因**
通过母婴传播等途径而感染肝炎病毒所引起的疾病。伴没有精神，发烧、呕吐等症状，若病情持续，会出现黄疸（眼白及身体等发黄），必须立刻带去医院就诊。	除了吃得过多、喝得过多之外，药物过敏、身体不适及受压力等原因，也可能造成呕吐。如果是剧烈的头部撞击所造成的呕吐，即使没有出血，也要火速带去医院就诊。
如果呕吐物混有血迹 **新生儿黑粪**	**沙门氏菌及大肠杆菌等细菌感染** **食物中毒**
呕吐物和排泄物混有血迹。除了可能有肠胃出血之外，婴幼儿血液凝固的功能尚不成熟，会造成颅内出血，有时还会引发身体痉挛，必须尽早带去医院就诊。	进食被细菌污染的食物后，在几个小时至2天之内发病。出现呕吐、腹泻、血便、腹痛、发烧等症状。必须马上接受检查，并用抗生素进行治疗。

4
身体产生痉挛的时候

如果宝宝发生痉挛，怎么办呢？父母可能会因为不知道该如何应对而犹豫不决。其实，高热时伴随痉挛，这对于脑部发育尚不成熟的宝宝来说，是常有的事。

先喘口气，观察5分钟

身体产生痉挛（即抽搐）时，手脚会僵硬、发抖，或打哆嗦，身体也会变得僵直。有时候眼珠会朝上翻，脸色惨白。

家长此时最重要的是，不要惊慌失措。首先，冷静下来，分清楚痉挛的类型（请参照右页表）。基本上都是单纯性热性痉挛，所以短则数秒到5分钟，长则15分钟之内，症状就会平复。

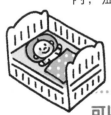

可以在家观察

· 手脚发抖，但意识清醒，也能摄取水分，未出现其他的症状
· 哭的时候才发作痉挛，不哭的时候就不发作

在门诊时间带去医院
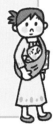

· 在过去的一年里曾发作过
· 和过去发作过的痉挛症状完全一样，家中备有预防痉挛的栓剂
· 高热时伴随的痉挛

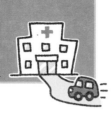

即使在夜里，也要马上带去医院

· 持续痉挛，超过5分钟以上
· 发作过一次痉挛平息后再次发作
· 没有发烧，但是身体出现痉挛
· 只有右半身或左半身，身体的
　一侧发生痉挛

摇晃或紧抱宝宝，都是错误的做法

宝宝的身体产生痉挛时，不能受到晃动，也不要为了平复痉挛而紧紧抱住他。为了不使宝宝受伤，要让他在宽敞的地方静静入睡。呕吐时，为了避免呕吐物堵塞呼吸道而窒息，最好让宝宝侧躺着入睡。

有些人担心宝宝会咬到舌头，便把手指或其他东西放入宝宝的口中，千万别这么做！因为这样反而会导致呼吸道堵塞，只要让宝宝侧躺着睡觉即可！

关于热性痉挛，最重要的是区分出单纯性或复杂性

单纯性热性痉挛的特征

● 全身痉挛，15分钟以内会平复
● 平复后，手脚不会僵硬或僵直
● 没有脑性麻痹或出生窒息等疾病
→多数情况下，痉挛是暂时性的，没必要担心

复杂性热性痉挛的特征

● 持续15分钟以上，24小时内发作2次以上
● 身体的一侧或一部分产生痉挛
● 有脑性麻痹或出生窒息等疾病
→如果意识迟迟没有恢复，有可能是得了重病，必须赶紧带去医院就诊

痉挛时正确的应对方法

① 解开衣服侧躺

把宝宝移到宽敞的地方，让他侧躺着睡。不要在宝宝口中放入任何东西，密切观察情形，并注意过了多久时间。

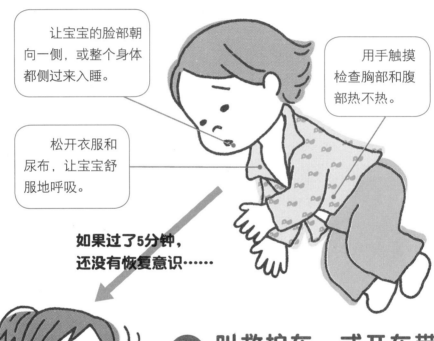

让宝宝的脸部朝向一侧，或整个身体都侧过来入睡。

用手触摸检查胸部和腹部热不热。

松开衣服和尿布，让宝宝舒服地呼吸。

如果过了5分钟，还没有恢复意识……

② 叫救护车，或开车带宝宝去医院就诊

如果过了5分钟，宝宝还没有恢复意识，就赶紧叫救护车。当宝宝发生反复痉挛，伴随呕吐或撞到头部时，要火速带去医院就诊。

痉挛时应该考虑到的疾病

由代谢异常、药物副作用等原因所引起的 **其他疾病**	没有发烧却发生痉挛 **癫痫**	嚎啕大哭导致呼吸困难 **惊风**
原因可能是低钙血症、先天性代谢异常（半乳糖血症、苯酮尿等），以及药物的副作用等；也可能是头部遭受碰撞等原因所引起。	脑神经细胞由于某种刺激而兴奋，突然丧失意识，引发痉挛。有时还会恍恍惚惚就停止了动作。反复出现痉挛时，要格外注意。	又称"愤怒性痉挛"。大哭或受惊时，由于呼吸停止而引发痉挛。这不是病，不需要担心。很容易发生在神经过敏的孩子身上。
发生在发烧的时候 **热性痉挛**	在新生儿时期发生，脑部的发育障碍 **脑性麻痹**	发高热，精疲力尽 **脑膜炎**
由于感冒等原因，如果高烧超过38℃以上容易发生痉挛。很多时候，刚开始发烧时也会引发痉挛。如果是单纯性痉挛，只要安静观察宝宝的情形就没有问题。	由脑部发育障碍所引起，出现运动机能、智力障碍等疾病。特征是痉挛、身体严重弯曲、脖子挺不起来等。必须尽早发现及就医。	覆盖脑和脊髓的脑脊膜发炎引起的疾病。大多数是由于细菌和病毒感染。发烧后宝宝会精疲力尽，大部分会伴随呕吐症状。必须火速带去医院就诊。
伴随发烧和呕吐 **脑炎·脑病**		

由病毒或细菌感染脑部引起的发炎。有发烧、呕吐等症状，病情发展下去，会产生意识障碍。必须火速带去医院就诊。

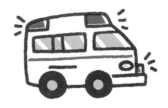

5 发疹子的时候

引起皮肤发疹子的原因很多。根据发疹子的呈现方式，例如：形状、位置及其他症状等，一般来说就可以大致了解其原因。一旦发现宝宝发疹子，最好为他作一次全身检查。

有可能是带有传染性，带去医院检查比较放心

宝宝的发疹子，分为具传染性的发疹子，以及痱子、尿布湿疹等不具传染性的发疹子。

由于妈妈很难自行判断，所以宝宝发疹子时，最好带去医院检查比较安心。

不过，传染性的发疹子会出现发烧、没有精神等其他的症状，相对来说比较容易判断。

不带有传染性的发疹子，可能源自于多种疾病。发疹子时，妈妈首先担心的往往是过敏性皮炎，然而发疹子未必就是过敏性的。

在门诊时间内去医院

· 感到痒，用手搔抓患处
· 长水痘
· 患处红肿、溃烂
· 好了之后再次发疹子

可以在家观察

· 脸的周围长出黄色疮痂状疹子（脂溢性湿疹）
· 脖子后面等地方长出白色小疙瘩（轻度痱子）

总而言之，不需要胡乱担心，最重要的还是要找医生诊治。

保持清洁，避免搔抓

对于痱子、尿布湿疹等皮疹的护理，最重要的就是保持皮肤的清洁。

喝完奶后或睡午觉后等身体出汗很多的时候，可让宝宝泡泡澡或淋浴。此外，还要频繁地为宝宝更换尿布及贴身衣物。

接下来的重点是，不要搔抓皮疹的部位。一发痒，宝宝就会不自觉地搔抓，所以妈妈要密切注意。

为了避免抓伤，可剪短宝宝的指甲。戴上手套，会让宝宝觉得难受，除非在情况严重时，否则要尽量避免。

即使是在夜里，也要马上带去医院

· 高热，精疲力尽
· 出现呼吸困难
· 水痘愈来愈大，直到涨破
· 瘫软无力，脸色惨白

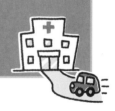

要按时服用医生开的药，不能想不吃就不吃

发疹子的原因是外行人很难判断的。即使是和以前长的疹子一模一样，也有可能是完全不相同的疾病。虽然家里还有医生上次开的药，妈妈不可自行拿来为宝宝胡乱涂抹。如果涂的药不对症，马上就会导致病情恶化，一定要格外注意。

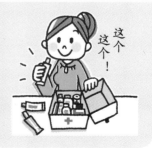

传染性和非传染性发疹子的护理

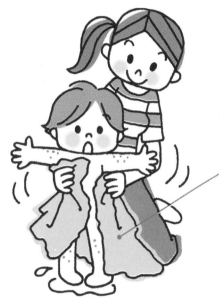

洗完澡后要将身体擦干，再为宝宝穿衣服。

不带传染性的皮疹

· 痱子
· 疖子
· 尿布湿疹
· 异位性皮炎
· 荨麻疹

皮肤的护理工作比什么都重要。宝宝出汗后要给他泡澡或淋浴，保持肌肤的清洁。贴身衣物要使用棉制品，而且为了避免刺激，应尽量穿着短袖的衣物。

若是传染性疾病，必须预防传染给家人

若是传染性疾病，外人自然不必说，家人之间也要格外注意。

发疹长出水痘时，一旦破裂就会传染，所以要用纱布类的物品盖住，并用创可贴固定好。

不要共用毛巾，用过的毛巾和穿过的内衣、衣服都要用热水消毒，家人的衣服也要分开来洗。亦勿共用脸盆、杯具等，使用后必须清理干净。

做完护理工作后，一定要用肥皂洗手，也不要忘记漱口。

此外，宝宝摸过宠物后，要把手清洗干净。因为也有从动物传染给人的皮肤病。特别是虫类、乌龟和仓鼠，要格外注意。

会发烧，通常全身的状态都不好，此时静养是关键。必须频繁地补充水分。注意不要引起家族内部传染，别和兄弟姐妹睡在同一个房间里。

·麻疹

·德国麻疹

·水痘

·手足口病

·传染性红斑

·链球菌感染症

·传染性脓痂疹

·传染性软疣

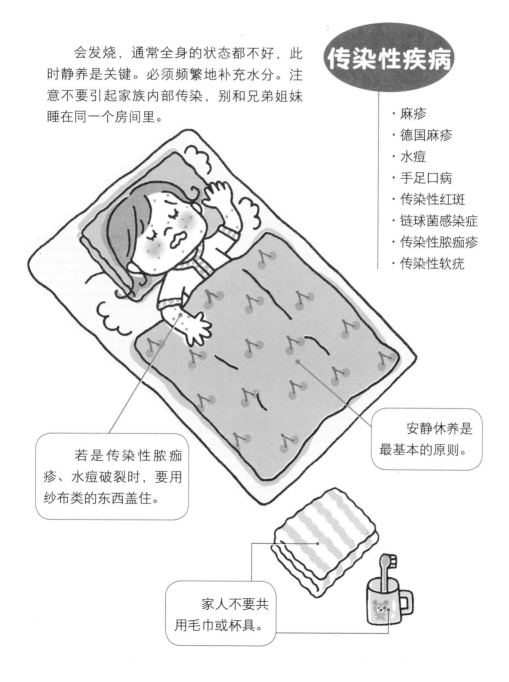

若是传染性脓痂疹、水痘破裂时，要用纱布类的东西盖住。

安静休养是最基本的原则。

家人不要共用毛巾或杯具。

过敏性发疹子的护理要点

关于异位性皮炎的情况

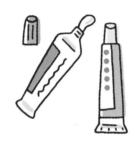

 Point 1 有效地使用

类固醇液

类固醇液有明显的消炎作用，能快速缓解症状。有些妈妈担心会有副作用，一般来说，只要按照医生指示适量使用，就没有问题。

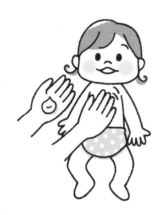

 Point 2 洗完澡、起床时

要认真做好保湿工作

患有异位性皮炎的宝宝，皮肤的保护层很薄，很容易干燥。一旦皮肤变得干燥，就容易发痒，所以洗完澡、起床时，要认真涂抹保湿霜，做好皮肤的护理工作。

妈妈要悉心护理，预防过敏性发疹子的搔痒

异位性皮炎和荨麻疹等发疹，最大的烦恼就是发痒。

如果宝宝用手搔抓，那么抓伤的部位，可能会引起细菌感染，甚至恶化。由于发痒而睡不着时，还会感到焦躁和压力。

此时，妈妈的护理就显得尤为重要。发疹子和发痒都会随着压力而恶化，所以这时更要和宝宝进行亲密的肌肤接触，尽量温柔地对待宝宝。

Point 3

为了预防抓伤

必须时常修短指甲

如果宝宝发痒时用手搔抓，那么抓伤的部位，可能会引起细菌感染，甚至恶化。

关于食物过敏的情况

Point 1

找出过敏原的食物

不要吃、不要碰

关于过敏原的食物，人与人之间存在着差异。通过检查，找出原因后，别让宝宝吃该类食物，也别让宝宝的皮肤有接触过敏源的机会。切勿自行判断宝宝该吃些什么，一定要咨询医生后再实行。

Point 2

吃了会过敏的食物发疹子

赶紧至医院就诊

如果误食或接触到过敏源的食物，且发疹子时，要立刻带去医院就诊。严重可能会引起休克，攸关性命，一定要格外注意。

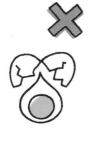 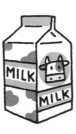 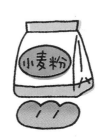

发疹子时应该考虑到的疾病

不带有传染性的疾病	在脖子后面、手肘、膝盖处发疹子 **痱子**	从湿漉漉的湿疹发展为干巴巴的疹子 **异位性皮炎**
	在额头、脖子周围、背部、腋下、手肘、膝盖处等容易堆积汗液的地方发疹子。出汗时，要让宝宝泡澡或淋浴，把汗水冲干净，并换衣服。	由于过敏性体质，加上吃刺激性食物等原因所造成。乳儿期多是湿漉漉的湿疹，到了幼儿期，则多是干巴巴的湿疹。
皮脂上长出黄色颗粒物 **脂溢性湿疹**	压力、食物等原因造成 **荨麻疹**	除了发疹子之外，还伴随呕吐、腹泻等症状 **食物过敏**
原因是皮脂分泌过剩。出生后2至3个月，很容易在脸颊、额头、耳朵周围及头上，长出像头皮屑一样的东西，呈现红色颗粒状、黄色疮痂或脓包。	是由于特定的食物、药物、压力、寒冷及温度、日光等刺激造成。发疹子时红肿发痒，特征是会大面积蔓延。	是由食物引起的过敏反应，在吃完后到2个小时之间发病。症状表现为发痒、嘴唇发肿、腹泻、呕吐等。如果出现呼吸困难，必须火速带去医院就诊。
由尿布的刺激、污垢等所引起的皮肤发炎 **尿布湿疹**	对化学物质等发生反应，皮肤红肿 **接触性皮炎**	伴随高烧，身上长出红色的小疙瘩 **幼儿急疹**
从大小便产生分解出的氨等刺激物引起的症状。长出红色的小疙瘩，脱皮。经常保持清洁，比什么都重要。	是由皮肤接触的外界物质刺激所引起的皮肤发炎。除了沙子、油漆之外，化学纤维、橡胶、创可贴等，也可能会引起皮肤发炎。由于会感到很痒，要特别注意别让宝宝抓破患处。	由人类疱疹病毒感染所引起。突然发高烧，3至4天退烧后，腹部和背部长出红色的小疙瘩。小孩子之间也可能会传染。

	传染性疾病	
脸颊像苹果一样红 **苹果病**		**和尿布湿疹相似，胯下发疹子** **念珠菌性皮肤炎**
又称"传染性红斑"。由人类疱疹病毒B19感染引发的疾病，通过打喷嚏、流鼻涕等途径传染。两颊绯红，胳膊和大腿也会出现红斑。大约一周左右即可治愈。		在垫尿布的部位，于大腿和屁股的缝隙长出红色的疹子。这是一种被称为"念珠菌"的真菌（霉菌）所引发的。若使用类固醇药物会导致恶化，要格外注意。
伴随发烧或淋巴结肿胀 **德国麻疹** （三日麻疹）	**伴随高烧、流鼻涕、咳嗽等症状** **麻疹**	**小红颗粒，透明的水疱** **水痘**
由德国麻疹病毒感染引发的疾病。在发烧的同时，全身长出小的红色颗粒物，耳朵后面和颈部淋巴结肿胀。保持安静，退热后3至4天即可痊愈。	由麻疹病毒感染引起的疾病。刚开始和感冒症状相似，口腔黏膜会长出小白斑，一旦退烧后再次发烧，就会引起全身发疹子。静养是最基本的护理方式。	是由水痘-带状疱疹病毒感染引发的疾病。透过咳嗽、打喷嚏等途径传染。在发烧的同时，全身会长出红色发痒的疹子。
手上、脚上、嘴巴里长出水疱或红色颗粒物 **手足口病**	**长出和皮肤同颜色的疣** **传染性软疣**	**伴随发痒的症状，水痘四处扩散** **传染性脓痂疹、SSSS**
是由病毒感染引起的疾病，好发于夏天。在手掌心、脚掌心及口腔黏膜处发疹子。口腔黏膜长出的水疱破裂后，引起轻微的溃疡，并伴随疼痛感。	由传染性软疣病毒引起的疾病。疣破裂后，被里面流出来的小白颗粒物接触到就会被传染。一种情况是马上接受治疗，另一种情况是先观察疣的组织构造，再进行治疗。	传染性脓痂疹好发于夏季。病因是由痱子或搔抓引起的细菌感染。如果转化为SSSS（葡萄球菌性烫伤样皮肤症候群），必须火速带宝宝去医院就诊。

6
咳嗽的时候

宝宝咳嗽时，妈妈要注意咳嗽的类型和呼吸的状态。这些有可能是生病的征兆，所以要仔细观察是什么时候咳嗽的，以及怎样咳嗽的。

轻微咳嗽不见好转，必须带去医院就诊

气温的变化、干燥的空气、烟味等刺激，经常会导致宝宝咳嗽。如果宝宝咳嗽时，看起来不难受，并且很快就不咳了，那就不需要担心。

但是，如果刚开始只是轻微咳嗽，却持续一周以上，并渐渐变得严重时，就要带去医院就诊。如果不注意，宝宝很可能会患上百日咳。不伴随发烧症状的咳嗽，请参照右页，这是咳嗽类型和呼吸音的诊断标准。

在门诊时间内去医院
· 咳嗽持续一周以上
· 声音嘶哑
· 心情不好
· 夜间咳嗽，难以入睡
· 持续发烧

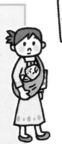

可以在家观察
· 暂时性的，轻微的咳嗽
· 虽然咳嗽，但是几乎没影响食欲和睡眠

勿使用非处方止咳糖浆

伴随发烧时，要注意发烧的持续时间。高热持续5天以上，咳嗽严重时，就不仅仅是感冒了，很可能是罹患支气管炎或肺炎。一定要找医生进行诊治。

此外，不要根据自己的判断而随便使用非处方的止咳糖浆。因为这样做可能会导致疾病久治不愈，甚至会让病情加重。应该让宝宝接受诊察后，服用医生开的处方药会比较放心。

即使是在夜里，也要马上带去医院

· 喉咙好像被什么东西堵住了一样，剧烈咳嗽
· 出现呼吸困难的状态
· 由于剧烈咳嗽而呕吐，不能吃，不能喝
· 由于咳嗽而喘得厉害，睡不着

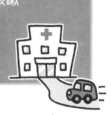

注意咳嗽的类型和呼吸音

轻微的咳嗽

宝宝对气温的变化作出反应，经常咳嗽。如果咳嗽是暂时性的就不需担心。若咳嗽变得严重，则很可能是得了感冒或百日咳等疾病。
→如果是暂时性的就不需担心

带有些许喘鸣的咳嗽

先天性的，呼吸时从喉咙深处和胸口发出的喘鸣声，称之为"先天性喉喘鸣"。多数是因为宝宝的体质所造成，大约1岁左右基本上都能痊愈。
→心情好、有食欲，就没有问题

喘得很厉害的咳嗽

哮喘发病时，呼吸音是其特征。平时没有那样的声音，突然反复发出急速的喘息声时，就有可能是哮喘，要尽早接受治疗。
→有可能是哮喘！要带去医院检查

抑制咳嗽＆营造好环境

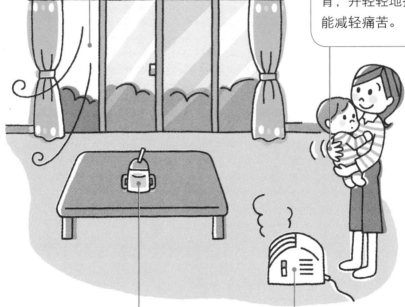

室内应禁止抽烟

烟味刺激也是引发支气管哮喘的原因，还会导致肺炎加重，所以室内禁止抽烟。

宝宝难受时，轻轻地拍其背部

竖着抱起宝宝，轻轻地拍一拍他的背，并轻轻地抚摸，能减轻痛苦。

频繁地补充水分

为了使宝宝呼吸顺畅，把痰吐出来，要勤于补充水分。冷的食物容易诱发咳嗽，要喂宝宝母乳、奶粉或热汤等食物。

用加湿器和湿衣服增加湿度

冬天时打开加湿器，或把洗好的衣服晾在屋里，保持适当的湿度。

咳嗽时应该考虑到的疾病

由于喉咙发炎所导致，干咳 **咽炎·喉炎**	伴随发烧，发出剧烈咳嗽 **支气管炎**	伴随打喷嚏、流鼻涕和发烧 **感冒症候群**
咽炎多数是由于感冒的二次感染。喉咙红肿疼痛。当宝宝持续发出声调很高的咳嗽声时，可能是咽炎，要赶紧带去医院就诊。	多数都是由于细菌、病毒、霉菌等感染，以及感冒、流感等转移。症状为发烧、剧烈咳嗽。如果感冒等症状持续一周以上，就要格外注意。	除了咳嗽之外，还伴随发烧、打喷嚏、流鼻涕等症状。如果不是流感，静养3至5天即可痊愈。但是，要留心二次感染所引起的支气管炎等。
喘个不停，有时呼吸困难 **支气管哮喘**	原因是病毒和细菌之外的病原体 **霉菌肺炎·衣原体肺炎**	发烧时脸色变得很差 **肺炎**
是一种在呼吸道黏膜上发生的慢性发炎。霉菌和房间的灰尘等过敏原是病因。发作性的，咳嗽的时候可能会出现呼吸困难。必须常备预防药物和治疗药物。	由于霉菌和衣原体感染所引起的疾病。前者可能间隔数年之后才会发病，后者则多在出生时感染。必须使用抗生素来进行治疗。	多数是由于感冒、流感和支气管炎等症状久治不愈而引起的。高热、呼吸时很难受，脸色变得很差。病情很容易加重，要格外注意。
比起咳嗽，发烧和食欲不振更为明显 **结核病**	呼吸的时候有喘鸣声 **先天性喉喘鸣**	轻微的咳嗽，持续2至3周 **百日咳**
身边有结核病患者时，容易感染到这种病。小儿结核病的情况，比起咳嗽和痰，发烧、食欲不振、脸色差等症状更为显著。尽早发现，尽早治疗，可以预防向全身扩散。	出生时就咽部狭窄、柔软，所以呼吸时会有喘鸣声。在多数情况下，出生后半年到一年左右会自然痊愈，基本上不用担心。	是传染性很强的一种疾病。出现和感冒相似的症状，但是不发烧。持续发出轻微的干咳，咳嗽结束时，吸气会发出特殊声音。

流鼻涕、鼻塞时

宝宝的鼻黏膜很脆弱，即使是细微的刺激，也会导致流鼻涕。由于鼻腔很窄，动不动就会堵住鼻孔，对宝宝来说，鼻塞是非常不舒服的症状，提前了解一下如何进行有效的护理吧！

若只是流鼻涕、鼻塞，就没必要担心

如果出现流鼻涕或鼻塞的症状，首先要好好观察宝宝的情形。

如果宝宝有食欲，也有精神，就不必急着带去医院。因为宝宝本来就很容易流鼻涕，也经常鼻塞。为宝宝擦掉鼻涕，观看情形即可。

不过，要格外注意鼻涕的颜色。如果颜色发白或发黄，很可能是感染了细菌或病毒。如果流出像清水一样的鼻涕，则可能是过敏性鼻炎。如果连续好几天都在流鼻涕，就要带去医院接受诊治。

即使在夜里，也要马上带去医院
· 呼吸不顺畅，看起来很难受，脸色差
· 好像停止呼吸了

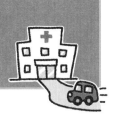

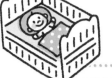

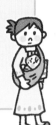

在门诊时间内去医院

• 连续几天流黄的鼻涕
• 出现发烧、咳嗽、痰等症状
• 不好好地喝母乳或奶粉，没有食欲
• 看起来难受，心情差

可以在家观察

• 除了流鼻涕、鼻塞之外，没有其他特别的症状
• 有精神，心情好
• 喝的母乳或奶粉像平常一样多，有食欲

流鼻涕、鼻塞的主要原因

1. 早晚气温的变化

由于气温的变化，刺激鼻黏膜，会出现暂时性打喷嚏、流鼻涕、鼻塞等症状。这是正常的生理反应，没必要担心。

2. 室内空气干燥

由于室内干燥，灰尘易被吸入，在灰尘的刺激下会流出鼻涕，引起鼻塞。好发于容易干燥的冬天。

3. 病毒或细菌感染

由于感冒等疾病的细菌或病毒感染，引起鼻黏膜发炎。透明的鼻涕变得发白至发黄，有时还会发绿。

4. 室内的尘埃、霉菌等过敏原

对于灰尘、霉菌等的过敏反应。流出像清水一样的鼻涕，容易引起严重鼻塞。

5. 睡觉前大哭

哭完后就入睡，容易流鼻涕，引起鼻塞。

流鼻涕鼻塞的症状，在妈妈的护理下会有所好转

鼻塞时如何护理

Point 1 用热毛巾捂一捂，可以改善鼻塞

用拧干的热毛巾捂在鼻子上，鼻子的通气状态会变好，可缓解鼻塞的症状。

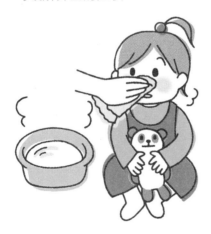

Point 2 在棉花棒涂上润肤油，清除鼻屎

鼻屎堵在鼻孔里，会导致呼吸困难，在棉花棒涂上婴儿润肤油或橄榄油，再把看得见的鼻屎轻轻擦干净。

流鼻涕时如何护理

Point 1 用鼻吸器吸出

宝宝还不会自己擤鼻涕，因此妈妈可用鼻吸器帮忙清理。不过，鼻吸器如果伸得太靠里面，会损伤鼻黏膜，务必小心。

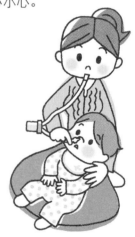

Point 2 在鼻子下面涂抹保湿霜

一流鼻涕，鼻子下面的皮肤就会发干、发红。可用拧干的纱布轻轻擦一擦，然后涂上保湿霜，好好加以保养。

流鼻涕鼻塞时应该考虑到的疾病

清水一样的鼻涕及持续鼻塞 **过敏性鼻炎**	**伴随咳嗽、打喷嚏、发烧** **感冒症候群**
是由于吸入灰尘、霉菌、花粉等杂物，引起过敏反应，导致鼻黏膜发炎。像清水一样的鼻涕不停地流出来，鼻塞也很严重。	由病毒或细菌感染引起的疾病。特别是引起鼻炎的病毒非常多。一旦鼻涕进入喉咙，就会引起咳嗽、发烧、腹泻等症状。
鼻塞时经常引起打鼾 **扁桃体炎**	**流出发黄、黏稠的鼻涕** **鼻窦炎**
扁桃腺感染细菌或病毒而引起的发炎。如果扁桃腺肥大，马上就会喉咙疼，容易发高热。进而在鼻塞时引起打鼾，要格外注意。	由于霉菌和其他细菌感染所引起的疾病。是幼儿期过后的常见疾病。流出黄色或绿色黏稠的鼻涕。病情一旦开始发展，还可能会出现头痛、脸肿、脸部疼痛等症状。

天气转凉，觉得冷的时候，适合打开空调吗

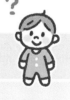

　　如果早晚的气温急剧下降，宝宝就容易打喷嚏和流鼻涕。虽然如此，但这是身体的正常反应，没有必要过度保护。让宝宝呼吸外面的空气或带出去散散步，慢慢地增强身体的抵抗力吧！

↓

　　锻炼强健的身体，要注意屋里的温度不要太高，也不要穿得太少。

II

妈妈心里担心的症状
——这样是生病了吗

"总觉得宝宝和平时不一样！"有这种感觉的时候，本篇将教你如何正确地应对，以及如何区分宝宝是不是生病了。

1
宝宝哭的样子很奇怪

"宝宝哭的方式和平时不一样"，妈妈的这种直觉，在发现疾病的时候非常重要。宝宝很可能是由于身体的疼痛才会哭，所以要仔细观察宝宝的情形。

宝宝哭得厉害，是身体疼痛的信号

有时候宝宝大哭大闹，很可能是在向妈妈倾诉身体某处出现疼痛或者不适。如果宝宝的哭声和平时不一样或是突然哭声不断，父母就必须提高警觉。

如果宝宝的哭声比平时明显大很多，那么很可能是身体某处出现了疼痛。此时，可以用手轻轻按揉宝宝的全身，观察宝宝是否有卷曲身体的表现。若有，则表示该处可能是宝宝的痛点。

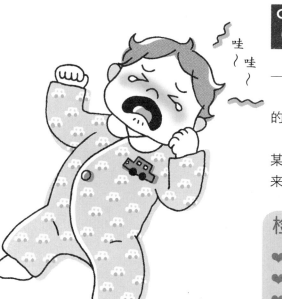

哇
～哇
～

Case ① 哭得很厉害

➡ 有5个要点！仔细观察宝宝的身体状况及行为变化

宝宝哭得很厉害时，要仔细回顾当天的情形，确认宝宝的身体是否有异常。

还有，当宝宝用手频繁触摸身体的某一部位时，或像虾子一样把身体卷起来，这些都是身体疼痛的暗示。

检查要点

💜 喝母乳、奶粉的状况，有无食欲？

💜 睡眠和平时是否一样？

💜 大小便的状态如何？

💜 脸色、心情好吗？

💜 行为举止和平时是否一样？

给 妈妈 的建议

检查以上5个要点。和宝宝平时不一样时，必须仔细观察其身体有无异常。

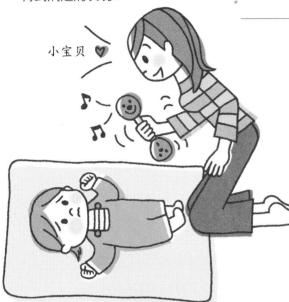

哭得软弱无力或是不哭，也可能是欲求未得到满足的表现。

小宝贝 ♥

Case ② 软弱无力的哭声或不哭

➡ 哭的方式虽然会因人而异，但是哭声中可能隐藏着发育障碍

哭的方式虽然会因人而异，但是哭的声音软弱无力或不哭，很可能是心脏衰竭或发育障碍。此外，如果宝宝运气使劲儿，发出呻吟声等行为，则可能是由于强大的压力所致。想一想，是否带宝宝去了人多拥挤的地方呢？

检查要点

♥ 叫宝宝的时候，有没有回应？

♥ 抱宝宝的时候，身体硬不硬？

♥ 哄逗宝宝的时候，笑不笑？

♥ 扶着物体摇摇晃晃的站立等运动神经，发育是否正常？

♥ 食欲和身体状况有没有变化？

给 妈妈 的建议

检查以上5个要点，若答案多数是否定时，则有可能是心脏问题或发育障碍。

哭的方式异于平时，可能是宝宝有压力

和平时相比，哭声软弱无力时，可能是由于身体不舒服，所以没有哭的力气。如果出现不喝母乳或奶粉的情况，就带去医院就诊吧！

其中，有些宝宝的哭声本来就软弱无力。像这种情况，宝宝的心脏可能存在着某些疾病，带去医院接受检查会比较放心。

哭的方式突然发生变化或夜里哭泣，也可能是由于压力所造成。

Case 3 在夜里哭得很厉害
➡️ 如果修正生活的节奏，通常可以改善

想要让宝宝健康舒适地生活，运动（玩耍）、营养、睡眠、排泄这4个项目都很重要。如果打乱了生活的节奏，宝宝就可能在夜里哭得很厉害。因此，首先要调整宝宝的生活节奏。

检查要点

❤ 白天有时间陪宝宝玩耍吗？

❤ 宝宝一哭，会马上陪伴吗？

❤ 晚上会和宝宝一起睡吗？

❤ 衣服和室温舒适吗？

❤ 有没有熬夜？

给 妈妈 的建议　　创造易于睡眠的环境，白天多陪宝宝玩耍，也很重要。

2 食欲的问题

母乳和奶粉的量、吃饭的量等，都是宝宝健康状况的指标。这些情况能反映宝宝的身体状况及心情变化，感到和平时不一样时，就要仔细观察宝宝的全身状况。

Case 1 宝宝喝母乳或奶粉时，食欲和平时不同

➡ 脸色、心情、哭的方式如何？仔细观察食欲之外的情形

和平时相比，宝宝不吃饭，没有食欲的时候，要确认下面的检查要点。如果有和平常不一样的情况，则可能是身体的状况不好，或是有潜在疾病。

检查要点

- ❤ 脸色和平时一样？
- ❤ 心情好不好？
- ❤ 哭的方式一如往常吗？
- ❤ 大小便的状况如何？

↓

给妈妈的建议 如果全身状况都没有异常就没问题，无须过于担心。

嗯？不吃吗？

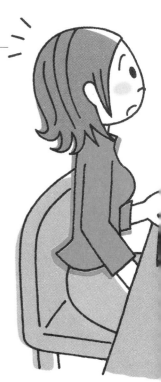

食欲之外的情形，也要仔细地观察

宝宝的食欲和平时不一样时，首先要观察宝宝的心情好不好、哭的方式怎么样、大小便的状态如何等。若没有精神，有可能是感冒的初期症状。必须观察宝宝的脸色，测量体温，还要观察是否流鼻涕和咳嗽。

除了食欲之外，没有其他的异常时，就先这样观察宝宝的情形即可。有可能是让宝宝喝太多母乳或奶粉，也可能是喝得太少。如果宝宝是喝母乳，妈妈则可试着捏捏乳头，看看是不是因为乳管堵塞致使奶水出不来。

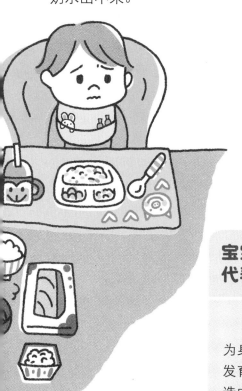

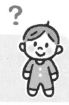

宝宝吐奶，
代表身体状况不好吗

宝宝把母乳或奶粉吐出来，不一定是因为身体不舒服。那是因为宝宝的胃部还没有发育成熟，喝太多奶或打嗝的时候，经常会造成呕吐。

如果宝宝吐完后马上恢复精神，就没有必要太过担心。

不吃不喝

➡ 如果体重不断增加就没
问题。改变生活的节奏，
有时进食也会随之改变

食欲因人而异。本来就
有贪吃的孩子，也有食量小
的孩子。

如果宝宝的体重顺利增
加，又有精神，就没必要过
度担心。也有可能是运动量
太少，所以平日最好多陪宝
宝玩耍。

就算宝宝喝母乳喝得太
多，也无须担心。

"宝宝一个劲儿
地喝奶，没有问
题吗……"

咕噜 咕噜 咕噜

检查要点

♥ 有花时间陪宝宝玩耍或做运动吗？

♥ 是否让宝宝独自坐在电视机前？

♥ 会说"不能把饭弄得到处都是！"
等批评宝宝的话吗？

♥ 每天的生活节奏规律吗？

♥ 大小便正常吗？

给 **妈妈** 的建议　　勉强宝宝进食，或是对着宝宝抱怨，都
会使宝宝的食欲减退，所以要尽量避免。

Case ③ 喝得太多、吃得太多

➡️ 大部分都是太过于担心宝宝的进食了。出生后3个月左右，就会比较稳定

宝宝从出生到3个月大时，都会条件反射性地吃奶。如果宝宝是喝母乳，由于成分的变化，宝宝会自然调整进食量，如果是喝奶粉，有时也会喝得太多。但是，3个月大以后，情况就会比较稳定。

检查要点

♥ 宝宝一哭，是否要马上喂奶？
♥ 有没有让宝宝充分地玩耍、活动？
♥ 零食和果汁喂得太多吗？
♥ 是否只喂宝宝喜欢的食物？

 给**妈妈**的建议

无须特别限制宝宝的进食。但是，若果汁或零食喂得太多，如此营养有所偏颇的食谱是不行的。

Case ④ 偏食、不好好吃饭

➡️ 如果只是轻微地偏食、挑食，没关系！
但是，饮食不均衡，可能会成为日后肥胖的原因

每个宝宝都会有喜欢和不喜欢吃的食物，所以不要太勉强宝宝。有时候可能是食物过敏所致。虽说如此，还是不能让宝宝只吃甜食或肉类。为了预防肥胖，必须使营养均衡。

 给**妈妈**的建议

让宝宝的身体动起来，一般而言，玩耍后会有空腹感，自然会想要吃东西。重新审视一下宝宝的生活吧！

3
便秘的问题

排不出大便未必就是便秘。那么，什么样的状况可以判断为便秘呢？便秘后如何通便呢？请牢牢记住以下的对策。

即使是3天不排便，也未必是便秘

排便的规律性本来就因人而异。所谓便秘是指肚胀没有食欲，以及心情不好，大便次数少，排便的时候很难受，由于大便很硬，排便时弄伤肛门等情况。

如果没有以上所述这些症状，即使宝宝3天都不排便，也不一定就是便秘，没有什么关系。

主要原因是缺水、运动不足、有压力等

宝宝便秘的原因和大人是一样的。

便秘时，尽量多吃一些富含膳食纤维的饭菜。建议多陪宝宝做运动（玩耍），或像第71页图示那样帮宝宝进行画圈按摩。

当你按照这样做之后，宝宝还是不排便时，再灌肠也没关系。

便秘的判断标准是什么

- ●大便的次数比平时少
- ●大便偏硬
- ●排便时看起来很难受
- ●心情不好
- ●没有食欲

↓ 知道是便秘后……

对策1 玩耍 & 按摩

不仅仅是活动身体，还要让宝宝放轻松，愉快地玩耍。这样能让自主神经发挥更好的作用，也会增加肠胃的蠕动。按摩腹部也很有效。

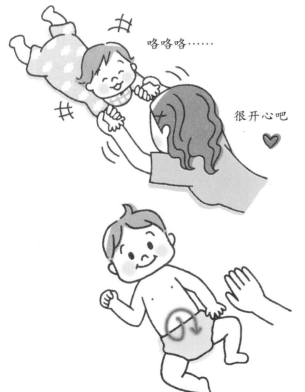

咯咯咯……

很开心吧 ♥

玩手拉手游戏

和宝宝一样趴着互相拉着手，一边对视，一边跟随宝宝的节奏，妈妈也一起活动。1天做5至6次，就会产生效果。

画圈按摩

用手掌心顺时针画圈按摩宝宝的肚子。把手弄热，边按摩边和宝宝说话，重复数次。

对策2 调整饮食生活

从哺乳期开始，就让宝宝喝下足够的母乳、奶粉、大麦茶、凉的白开水等，以补充足够的水分。

断奶之后，最好再为宝宝添加一些富含膳食纤维的食品，以及增加肠内细菌的食品。

便秘时的推荐食材

●优酪乳

如果再添加切得很碎的水果，效果会更好

●红薯

由于富含膳食纤维，煮软后可作为加餐品

●燕麦片

富含膳食纤维，加奶煮熟后，放入少量的糖，很容易进食

●橘子

最好榨汁或是弄碎，以便于进食

●纳豆、煮豆

膳食纤维丰富，弄碎，以便于进食

●海藻、菌类

富含膳食纤维，切成小块煮汤或做成菜粥，很容易进食

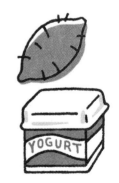

给**妈妈**的建议　　除了上表所介绍的食物之外，还推荐富含蔬菜的热汤。

对策3 灌肠刺激肛门

多日没有排便，没有食欲，且大便时看起来很困难，可使用灌肠。

暂时使用即可，宝宝不会因此形成依赖，无须担心不灌肠时就不排便。

6个月以上的宝宝

使用市售的灌肠剂

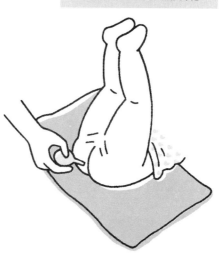

把市售灌肠剂加热到与体温相当的温度，插入肛门大约3至4公分。

不满6个月的宝宝

用棉花棒涂上润肤油

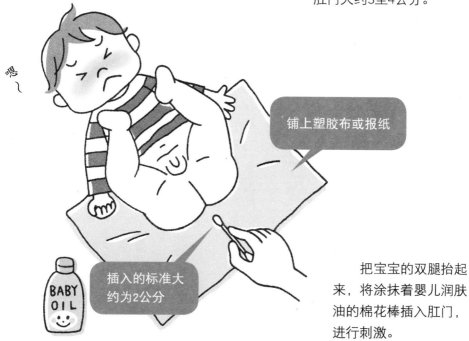

嗯～

铺上塑胶布或报纸

插入的标准大约为2公分

BABY OIL

把宝宝的双腿抬起来，将涂抹着婴儿润肤油的棉花棒插入肛门，进行刺激。

4 宝宝大小便的状态

大小便的颜色、次数、气味等，是反映宝宝健康状况的标准。如果平时换尿布时就留心观察，有异常时就能立刻察觉。

平时就要观察宝宝的大小便

为了尽早察觉宝宝大小便的异常，最重要的是要了解其平时状况。

换尿布时，不要立刻扔掉，要仔细观察后再处理。必须检查的是大便的次数、量、颜色、气味、形状等。如果能了解宝宝健康时大小便的状况，那么一旦和平时不一样时，就能立刻察觉。

与平时不同时，要仔细观察宝宝的全身状况

"和平时不一样"、"总觉得有些奇怪"等，妈妈这样的直觉很重要。此时要带上换下来的尿布，到医院做检查。

但必须注意的是，要观察的不只有尿布，一定还要检查宝宝的全身状况。即使有一些异常，只要宝宝有精神，心情好，也有食欲，就没问题，最重要的还是观察宝宝的情形。

要特别注意观察颜色和次数喔！

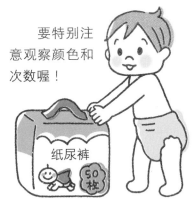

纸尿裤
50枚

小便的状态

1 颜色深

红褐色

小便中可能含有较多的尿酸

　　尿酸变干后，基本上会呈现茶色，所以不用担心。大量出汗时，颜色也会变深，要补充足够的水分。

橙色

可能是肝脏或胆囊的疾病

　　小便呈现橙色、大便发白时，可能是肝脏或胆囊的疾病。如果出生后1个月，黄疸还没有消退，就要格外注意。

2 混浊

由于小便混有脓

　　很多情况是由于混有脓，可能是尿路感染。这种情况往往伴随高烧、食欲不振、排尿时疼痛等症状。以男婴发病者居多。

3 混有血

可能是由尿路感染或肾炎所导致的血尿

　　如果小便混有血，就会变成红茶色或可乐色。可能是得了出血性膀胱炎或肾炎，必须带去看医生，接受诊治。

4 伴随疼痛

小便时就哭，要格外注意

　　阴茎的表皮部位或外阴部有发炎时，由于疼痛，宝宝有时会忍着不小便。情况严重时，必须接受诊治。

5 次数过少／过多

次数过少，可能是脱水症状

　　和平时相比，次数过少时，可能是脱水现象；次数过多时，则可能是神经过敏，或内分泌的疾病。如果症状持续，就要带去医院就诊。

大便的状态

1 颜色

黄色·茶色·绿色

健康的大便颜色

由于胆囊分泌的胆汁含有胆红素，所以大便会带有黄色。之所以会变成绿色或茶色，是由于肠内细菌的平衡问题，以及胆红素代谢所引起的，如果没有其他症状，就无须担心。

发白

可能是胆囊疾病、感染等

罹患胆道闭锁时，胆汁就不能正常分泌，会排出白色或灰色的大便。感染轮状病毒时，将会排出像淘米水那样的大便。必须马上带去医院检查。

发黑

混有血迹就会变得发黑

如果是宝宝吸入鼻血，或是妈妈的乳头伤口出血时，就不需要担心。但也有可能是胃或十二指肠出血，如果毫无头绪，就必须带去医院检查。

2 混有血迹

呈现草莓果冻状时，要赶紧带去医院

大便中混有血迹时，可能是大肠出血所致。有可能是食物过敏和息肉，必须带去医院检查。宝宝感到肚子疼而剧烈哭泣，排出像草莓果冻状的大便时，可能是肠套叠症，必须火速带去医院就诊。

3 混有白色颗粒物

这是母乳的成分，无须担心

新生儿至3个月大的宝宝，大便中混有白色颗粒物，是由于母乳中含有的钙和脂肪凝固的结晶，无须担心。

有时则是因为蔬菜、水果籽儿、芝麻等食物，未经消化就直接排出体外，如果是这种情况，也无须担心。

喝的母乳或奶粉不同，也会导致大便的颜色、状态不一样

宝宝的大便本来就很松软，喝的母乳或奶粉不同，也会有所不同。喝母乳时排出的大便，比起喝奶粉时的大便更加松软，经常混有颗粒物，这些情况都很正常。

此外，随着宝宝年龄的不断增长，大便的颜色和形状也会发生变化，只要充分了解左页所述"大便的状态"，并仔细观察就可以了。

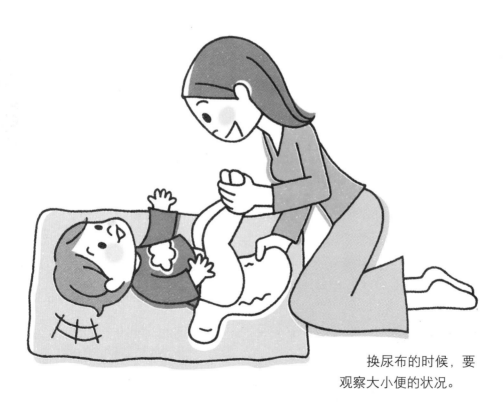

换尿布的时候，要
观察大小便的状况。

5
骨骼和姿势的问题

宝宝的身体才刚刚开始发育、成长。身体的形状有一点点奇怪，就会令妈妈很担心，但是很多情况都会自然痊愈，无须太过紧张。

看起来不自然的骨骼和姿势，基本上都会自然矫正

抱起宝宝、换尿布、洗澡等靠近宝宝的时候，常常会发现宝宝身体的某一个部位，产生不自然的凸起，或总是觉得，宝宝的骨骼看起来有些奇怪。

这是因为宝宝的身体正处于发育的过程，宝宝和大人不同，平衡性差，虽然看起来有些不自然，但基本上无须担心。

随着宝宝的成长，这些现象都会得到自然矫正，无须太过担心。

担心宝宝有发育障碍，检查一下比较安心

发现宝宝的脖子、头部、骨骼等有异常时，或觉得哪里不协调时，首先要观察宝宝的情形。

在平时的生活中，要仔细观察宝宝的样子，看看宝宝是否感到疼痛，手脚的活动是否有困难等。

但除非是到了宝宝能自己活动的年龄，否则一般来说，很难发现异常。

如果出现了心里感到介意的情况，担心宝宝是否有发育障碍时，最好带去医院检查一下会比较放心。

注意宝宝头部至颈部的形状

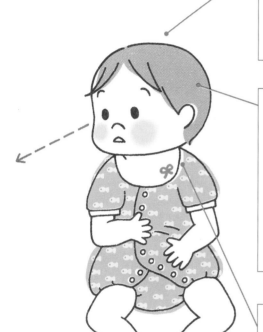

Case ① 头部凸出疙瘩

➡ 出生后3至4个月左右会自然消失

这称为"胎头血肿"。是宝宝通过产道时，受到压迫、牵引所致，3至4个月就会自愈，无须担心。

Case ② 头部形状歪斜扁平

➡ 2岁左右会自然矫正，无须太担心

头部的形状，会受到宝宝在腹中时的位置，及出生时的姿势影响，和睡觉的姿势没有关系。基本上2至3岁时会自然矫正。

Case ③ 头、脖子斜向一边

➡ 如果持续的时间过长，就要带去医院检查

有两种可能的情况，一种是习惯性地朝一侧偏转，另一种是歪脖儿。如果是歪脖儿的情况，特征是脖子的肌肉会长出疙瘩。如果持续的时间过长，就要带去医院接受诊治。

宝宝的头上出现疙瘩时，妈妈往往会担心是否长了不好的肿瘤，其实这种情况基本上是可以自愈的，所以无须太担心。

市售的面包圈枕头，不利于宝宝的活动，尽量不要使用。

注意宝宝胸部、腹部的形状

胸部的下方看起来有一点凹陷

胸部的情况有异常，大多数的情况是胸骨向内侧下陷，也就是漏斗胸。大多数会随着身体的发育而变得不明显。

如果触摸到腹部有疙瘩时，可能是内脏肥大或腹部肿瘤，所以一定要接受医生的诊治。

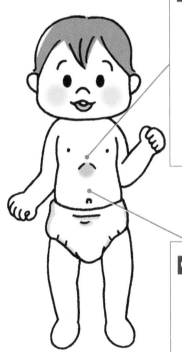

Case ① 胸部下方下陷（漏斗胸）

➡ 除了特殊情况才需进行手术

除非是压迫到呼吸器官这样的特殊情况，否则不用进行手术。随着宝宝成长，肌肉逐渐长出后，大多数的宝宝下陷的部位会变得不明显。

Case ② 腹部有疙瘩

➡ 可能是内脏肥大和腹部肿瘤

可能是患有内脏肥大和腹部肿瘤。由于宝宝不会诉说疼痛，因此一旦察觉，就要尽早就医。

注意宝宝腿部的形状

骨骼有变形或错位，有时必须进行矫正

腿部的形状有异常，大多数情况是先天性的，必须制定长期计划来进行治疗。

如果是内翻足，要在出生后立刻绑上石膏绷带进行矫正。先天性髋关节脱臼是女婴的常见疾病，可通过在胯部垫尿布或使用矫正带进行治疗。

Case ① 两脚无法并拢 （X型腿）

➡ 若症状轻微，先观察一段时间

随着成长，大多数的情况都会自愈，但如果两脚之间的间隔距离超过7至8公分，就要接受治疗。

Case ② 足踝向内翻转 （内翻足）

➡ 上石膏绷带进行矫正

脚的前半部分向内侧弯曲。如果出生后立刻绑上石膏绷带进行矫正，大约半年左右即可治愈。

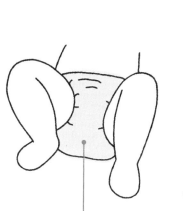
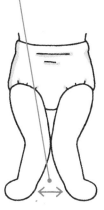
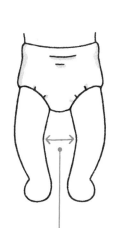
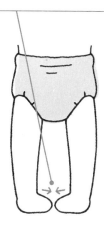

Case ③ 胯部不能 向外展开

➡ 可能是先天性髋关节脱臼

髋关节错位一侧的胯部，很难向外展开，膝盖的位置偏低。通过婴儿健康检查等方式，大部分都可以检查出来。

Case ④ 两膝无法并拢 （O型腿）

➡ 2岁前，持续观察宝宝的情形

大多数会自愈，若2岁后情况还是没有改善，并且两膝的间隔距离超过5公分时，就必须进行矫正。

6 眼、耳、口的问题

宝宝对于细菌和病毒的抵抗力还很弱，所以眼、耳、口部很容易被感染。如果出现异常没有及时处理，很容易恶化，所以要格外留心。

注意宝宝眼睛的状态

如果频繁地产生眼屎或流泪，出现肿胀时，要带去医院就诊

不仅是起床的时候，白天也会产生眼屎或出现流泪的情况，可能是眼部被感染了。宝宝不断地揉眼睛时，也要尽早带去医院接受诊治。

Case ① 眼睛的边缘发肿

泪囊炎 ➡ **如果有鼻泪管堵塞症状，就很容易患上泪囊炎**

位于眼睛和鼻子之间的泪囊被细菌感染。眼屎增多，内眼角的下眼皮处红肿。必须使用抗生素进行治疗。

针眼 ➡ **一旦恶化会引起化脓，甚至发烧**

又称"麦粒肿"。眼睫毛根部的皮脂腺被细菌感染所引起的疾病。如果是轻度状况，会自然痊愈，万一恶化则必须使用抗生素进行治疗。

Case ② 眼屎·流泪

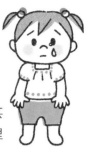

结膜炎 ➡ **特征是眼白出现充血**

起床时会有大量眼屎，眼白充血，甚至会出血。由于会通过接触而传染，护理后要认真洗手，预防传染。

睫毛内翻 ➡ **睫毛朝着眼球生长，导致流泪及产生眼屎**

睫毛向内侧生长，刺激眼睛不停流泪，眼屎也很多。如果宝宝用手揉擦，可能导致结膜，损伤眼角膜。

鼻泪管堵塞 ➡ **排泪管道被堵塞所引起的疾病**

由于排出眼泪的管道被堵塞住，眼睛总是泪汪汪。如果引起细菌感染，眼屎也会增多。请照下图的按摩方式试着做看看。如果效果不明显时，就要带去眼科接受诊治。

治疗鼻泪管堵塞的按摩法

从内眼角开始沿着鼻梁，用手指轻轻地按摩。每天持续做，大约1个月左右，就会产生效果。

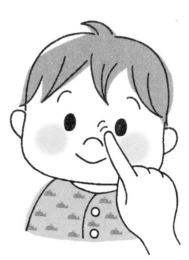

注意宝宝耳朵的状态

宝宝一边用手抓挠耳朵，一边哭泣或反应迟钝，都可能是耳病的表现

宝宝一边用手抓挠耳朵，一边哭泣时，可能是中耳炎或外耳道炎。大多是在感冒后感染，对于声音的反应变得比较迟钝。

Case ① 听力不好

积液性中耳炎 ➡ **耳溢液堆积，听力下降**

急性中耳炎、鼻炎及过敏等原因所引起的疾病。中耳积液导致听力退化。

外耳道炎 ➡ **耳朵内部受伤或湿疹所引起的发炎**

随意触摸耳朵的伤口或湿疹，导致细菌感染所引起的疾病。伴随发痒、发疼症状。

耳聋 ➡ **叫宝宝时若反应迟钝，要尽早检查**

有传导性耳聋和神经性耳聋两种的类型，要带去耳鼻喉科接受专门治疗。后者治疗起来比较困难。

Case ② 抓挠耳朵，感到疼痛

急性中耳炎 ➡ 发烧时，经常有抓挠耳朵的举动

被细菌或病毒感染后，中耳发炎所引起的疾病。症状表现为发烧，而且经常有抓挠耳朵的举动。

眼睛的疾病，要及早发现、及早治疗

眼睛疾病出现的症状大多是：眼屎、泪眼、眼皮发肿、眼睛充血等。

这些症状很容易发现，一旦察觉就赶紧带去眼科接受诊治吧！大部分都是由于细菌和病毒感染所引起的。

如果出现发痒、发疼等症状，宝宝就会有频繁揉擦眼睛的举动。在宝宝乱揉引起恶化之前，妈妈要留心观察，最重要的是做到尽早发现。

颜色、气味、举动，"和平时不一样！"

耳朵的异常，大多是耳溢液异常，或触摸时会疼痛等症状。由于中耳炎或外耳炎，宝宝会感到疼痛，妈妈照顾时比较容易察觉。此外，频繁地用手抓挠耳朵并哭泣，可能是在反映某些异常。

必须注意的是耳聋。表现为听力下降，对声音的反应迟钝。若未及时治疗，可能会导致语言中枢发育迟缓，最重要的是要尽早发现。

嘴巴的异常，大多是鹅口疮和口腔炎。进行护理时，要仔细地观察口腔内部。

注意宝宝嘴巴内部的状态

要留心宝宝口腔黏膜、舌头的颜色，以及口中的气味等

即使还没有长牙，口腔内部的护理也很重要。宝宝的抵抗力很弱，所以要留心是否受到感染。进行护理时，要检查黏膜的状态、舌头的颜色，以及口中的气味等。

Case ① 口腔及舌头发白

鹅口疮 ➡ 口腔内真菌感染

受到念珠菌（一种真菌）的感染，口腔内产生白斑点，容易感到疼痛。要使用抗真菌药物进行治疗。

地图舌 ➡ 舌头上布满斑点

好发于具有过敏体质的孩子身上，尤其是体力下降时容易滋生。舌头上呈现像地图形状的病变。

上皮珍珠 ➡ 牙龈上长出白色颗粒物

出生后2至3个月时，牙龈上长出白色颗粒物，看起来像珍珠一样。能自然痊愈，无须担心。

Case ② 讨厌张嘴

口角炎 ➡ **嘴唇两侧发红，嘴巴裂开**

嘴唇上出现的小伤口处，感染了细菌或霉菌。感染后，嘴巴两端裂开出血，有疼痛感。

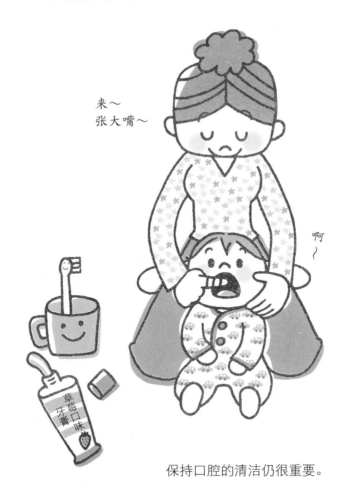

来～
张大嘴～

啊～

草莓口味牙膏

保持口腔的清洁仍很重要。

7
腹股沟和生殖器的问题

腹股沟部位及生殖器的异常，症状大多表现为疼痛或发肿。当宝宝感到疼痛而哭泣时，要留心观察。

注意宝宝生殖器、膀胱的状态

伴随疼痛、发痒症状时，要带去医院就诊

生殖器及其周围的皮肤发炎，除了可能是尿布湿疹之外，还有可能是感染了细菌或霉菌。如果察觉宝宝感到痒，或排尿时有疼痛感时，就要带去医院检查。

Case ① 生殖器发炎

外阴阴道炎 ➡ **女性生殖器发炎，伴随发痒症状**

由大肠杆菌和葡萄球菌感染所引起。生殖器会发痒、发疼，导致心情不好。只要经常保持清洁、卫生，一般就能自愈。

龟头包皮炎 ➡ **龟头发肿、发疼**

龟头和包皮被细菌感染，前端红肿，有时会流出脓。使用抗生素治疗，同时要注意保持清洁。

Case ② 排尿时伴疼痛感

尿路感染症 ➡ **有时会伴随血尿**

由尿道、膀胱、肾脏等感染所引起的疾病。症状表现为排尿时有疼痛感、血尿，或小便混浊等。

Case ③ 生殖器的形状奇怪

隐睾 ➡ **睾丸下降不全**

发生于男孩的疾病。睾丸停留在腹腔内或腹股沟部，而未降至阴囊底部。在宝宝一岁前，可暂且观察情形。

包茎 ➡ **龟头被包皮覆盖**

指的是龟头总是被包皮覆盖的状态。宝宝基本上都是处于这种情况，平时不用担心，但是如果反覆引起尿路感染，就必须进行手术。

注意宝宝腹股沟的问题

大腿根部凸起时，要带去医院就诊

腹股沟部凸起，感到疼的时候，可能是小肠的一部分凸起所引起的腹股沟疝等疾病。

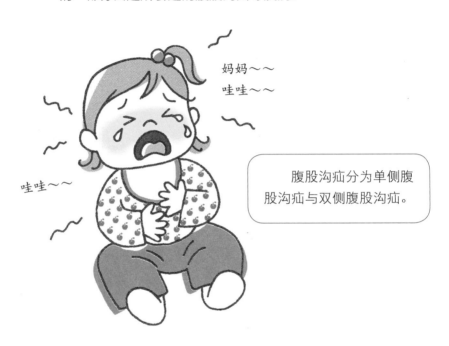

妈妈～～
哇哇～～

哇哇～～

腹股沟疝分为单侧腹股沟疝与双侧腹股沟疝。

有肿、疼、痒等症状，要带去医院就诊

生殖器及其周围出现肿胀、疼痛、发痒等症状时，可能是膀胱炎、阴道炎、龟头包皮炎等疾病。如果发现异常，就要马上接受医生的诊治。

腹股沟部（大腿根部）肿胀的时候，可能是得了腹股沟疝。特征是在哭或憋气用力的时候会凸起来。有很强烈的疼痛感，如果伴随腹痛和呕吐症状时，要立刻带宝宝去医院检查。

PART 2

快速应对意外事故和伤害

儿童急救指南

　　刚刚学会爬行和抓扶站立的宝宝，因为受到好奇心的驱使，四处活动，可能会发生意想不到的事故。

　　最重要的是要集中注意力看护宝宝，预防发生意外，明确意外发生时正确的应对方法。要认真学会宝宝受伤时必要的急救措施以及有效的护理方法。

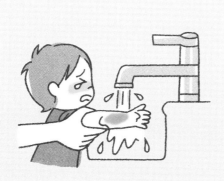
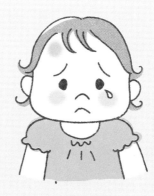

1 吞入异物

刚学会爬行，能把东西抓在手里的时候，宝宝在旺盛的好奇心驱使下进行各种活动。由于宝宝会把抓到的东西放入口中，因此吞入异物的情况时常发生。提前了解在突发情况时应该如何应对吧！

宝宝什么东西都往嘴里塞

对宝宝而言，把眼睛看到的东西，以及自己感兴趣的东西都塞进嘴巴里，是极其自然的事。宝宝还不懂吃了不该吃的东西会有多危险。

为了预防误食事故的发生，妈妈及周围的大人应了解宝宝的这种特性，做到有效预防。把房间里危险的东西统统收拾好，或是放在宝宝够不到的高度，请以宝宝的视线来检查房间里的东西吧！

尽早带宝宝去医院

·吞入有害物
·异物不能顺利取出
·异物取出后，疼得直哭

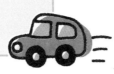

可以在家观察

·吞入黏土等没有毒害的异物，无特殊症状
·异物马上被取了出来，脸色和心情都不错

马上叫救护车

· 宝宝呼吸困难，看起来很难受
· 尖物刺入喉咙
· 脸色不好，疲惫不堪
· 引发痉挛

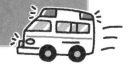

婴儿、幼儿误食的发生状况

　　将近80%的误食事故发生在0至5岁之间。其中数量最多的是家庭用品的误食事故。仅仅是把地板或矮桌上不该放的东西收拾起来，就能大大减少事故的发生。

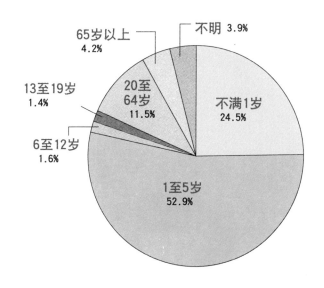

65岁以上 4.2%

不明 3.9%

13至19岁 1.4%

20至64岁 11.5%

不满1岁 24.5%

6至12岁 1.6%

1至5岁 52.9%

各年龄层误食事故发生率

多喝牛奶或水，让宝宝吐出来

如果宝宝误食了毒性高的东西，要让宝宝喝下大量的牛奶或水，然后吐出来。牛奶可以降低毒性，产生延缓吞入物在胃部被吸收的效果。如果没有牛奶时，要让宝宝喝下大量的水。

肥皂、洗发精

如果误食的量少，喝了牛奶或水吐出来后，可先观察宝宝的情形。误食的量多时则要带去医院就诊。

厨房清洁剂

如果误食的量少，喝了牛奶或水吐出来后，可先观察宝宝的情形，误食的量多时则要带去医院就诊。

香烟

让宝宝喝牛奶或水吐出来，如果误食了尼古丁溶解的水，即使是少量，也要赶紧送往医院。

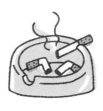

化妆品

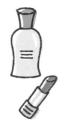

基本原则是误食后，让宝宝喝牛奶或水吐出来，但如果误食的是洗甲水，则要火速带去医院就诊。

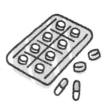

药

让宝宝喝牛奶或水吐出来，如果知道误食了多少，要检查是不是全部吐了出来，接着马上送往医院。

如果误食了毒性相对较低的东西，可先观察情形，不用让宝宝吐出来。但是，如果误食的量大、宝宝的状况不好时，则要带去医院就诊。

黏土

如果误食的量少，能取出来就取出来，之后观察宝宝的情形。如果量大，堵在喉咙时，就要带去医院就诊。

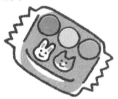

蜡笔·水彩画的工具

如果误食的量少，能取出来就取出来，然后观察宝宝的情形。若量多，不能取出的时候，就要带去医院就诊。

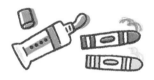

芳香剂·干燥剂

如果误食的量少，可先观察宝宝的情形。如果量大，宝宝状况不好时，就要带去医院就诊。

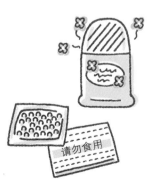

请勿食用

卫生纸·纸尿裤

如果误食的量少，能取出来就取出来，然后观察宝宝的情况。要记得检查有没有卡在宝宝的喉咙里。

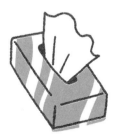

由于误食的东西不同，有时喝牛奶反而会更危险。此时就让宝宝大量喝水，然后吐出来。

让宝宝多喝水，然后吐出来

防虫剂

如果误食卫生球、樟脑丸等防虫剂，喝牛奶反而会加快吸收。应该让宝宝喝水吐出来，然后赶紧送往医院。

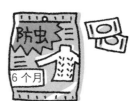

如果应对方法不当，宝宝可能会有生命危险

宝宝误食后，应赶紧让他吐出来，这是最基本的原则，但有些情况，不用刻意让宝宝先吐出来，而是要赶紧送往医院，由医生诊治。

例如：误食灯油、汽油、石油、挥发油等情况时，就不能让宝宝吐出来。尤其在把灯油吐出来过程中，容易让肺部吸入灯油挥发所产生的物质，可能会造成很严重的肺炎。

按照异物的种类·正确应对方法 ②

拍打后背
把异物
吐出来

　　误食钮扣或硬币等东西时，要拍打宝宝的后背，使之吐出来。如果卡在喉咙里，不快点弄出来，就会有窒息的危险。即便拍打后背也吐不出来，呼吸变得困难时，要赶紧叫救护车。

首饰

　　拍打后背，使之吐出来，但如果吞下的是耳环等尖锐物时，则要直接送往医院。

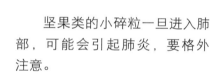

糖球·花生

　　坚果类的小碎粒一旦进入肺部，可能会引起肺炎，要格外注意。

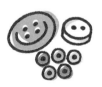

钮扣·串珠

　　用力拍打背部，使之吐出来。若吐不出来时，要赶紧送往医院。

硬币

　　拍打背部，使之吐出来。呼吸困难时，要叫救护车。

误食了尖锐物或毒性高的东西时，什么也别做，赶紧送往医院！勉强让宝宝吐出来，或想自行硬取出来，都很危险，千万不要那么做。必须把误食的东西带去医院，如果误食的是清洁剂等，也要带上实际的物品。

钮扣电池

卡在消化道的任何位置，都可能导致溃疡或穿孔，因此要赶紧送往医院。如果堵在喉咙或呼吸道时，则要马上叫救护车。

回纹针·图钉

这些物品都属于尖物，可能会刺入喉咙或胃黏膜，所以要赶紧送往医院。

漂白剂·洁厕剂

即使是误食的量很少，也很危险，什么也别让宝宝喝，赶紧送往医院。要记得携带装有这些东西的瓶装实物等。

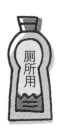

厕所用

误食尖锐物或毒物时，赶紧送医院

根据吞入的异物不同，有些情况勉强让宝宝吐出来，反而会更危险。

例如，误食尖锐物时，可能会刺伤食道和喉咙。此外，一旦进入呼吸道，导致呼吸困难，会有窒息的危险。请不要自行判断，要赶紧送往医院。

对于毒性或腐蚀性高的东西，有些情况不能让宝宝吐出来，要小心应对。

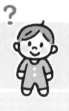

"怎么办，不知道该如何应对！"
这时，请赶紧拨打120！

不知道该怎么处理才好时，请拨打120。

要向对方讲清楚宝宝误食了什么东西、大约误食了多少、经过了多久的时间，以及宝宝的情况如何等，然后咨询应对的方法。

如果家里还有其他成员，可先在门口等候救护车，估计救护车可能被巷弄其他车辆阻挡，要主动协助引导救护人员进入家中，尽量争取抢救的时间。

让宝宝吐出异物时的要点

　　吞入异物后的基本原则是，拍打背部，使之吐出来。剧烈咳嗽、呼吸困难、哭声嘶哑、脸色苍白时，要尽快采取应对措施。当异物取不出来时，则要赶紧叫救护车。

拍打两肩胛骨之间

　　用手掌拍打背部的肩胛骨之间4至5次，要用力地拍打。

让宝宝大腿以上部位趴着

　　妈妈单膝跪地，把宝宝大腿以上的部位，放在自己的另一条腿上。用手支撑宝宝的腹部，让宝宝的头部稍稍下垂（如图所示），像这样抱着宝宝。

把手伸进宝宝的口中，帮助宝宝把异物吐出来

　　让宝宝的脸向下或偏向一侧吐出来。把手伸进宝宝的口中，按压舌根部位，这样会更容易让宝宝吐出来。

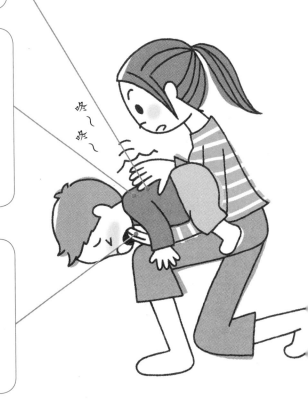

接受诊察时，要带上和误食的东西一样的物品

当宝宝吞入异物时，搞清楚到底是吞入了什么东西，这对于医生的治疗，极为重要。如果父母携带和宝宝误食的东西一样的物品，医生看到实物后，就可以很快确诊，让治疗过程变得更加顺利。

若误食了回纹针和图钉等，那么只要带相同的物品给医生参考即可；若误食的是清洁剂等，则要记得带外观标示清楚且完整，并装有这些物品的实物。

此外，如果知道宝宝误食了多少，一定要把误食的量告诉医生，以使其作出正确判断。

根据异物种类、状态，有时必须接受手术

误食异物时，如果异物是表面较光滑的物体，通过了食道和胃部，原则上都能混在大便里排泄出来。

但是，误食尖锐物则可能会刺伤胃部，有胃穿孔的危险，这时就必须进行X光检查。

如果异物不能自然排泄出来，为了能够取出异物，必须进行必要的治疗。根据情况，有时只要采用内视镜就可以取出异物，有时则必须进行手术，才能顺利将异物取出。

NG!

这种情况不能拍打背部
使其吐出来

- 失去意识
- 不知道误食了什么
- 口中散发出怪味
- 口腔发炎
- 误食尖锐物

2
溺水及窒息

对宝宝而言，比起掉进海里、河里，更可怕的是在家里发生意外事故。如果溺入浴缸或水桶里的水中，将会因为意想不到的原因而导致窒息。这时必须快速采取急救措施，认真学好应该如何应对吧！

溺水意外事故的发生，不仅限于娱乐场所

宝宝的溺水事故，不一定发生在海边、河边或游泳池里。倒不如说，在家里发生的溺水意外事故更多，更需要注意。

例如：浴缸里剩余的水、洗衣机、水桶、水盆、充气游泳池等，即使有一点点积水，也可能成为造成宝宝溺水的原因。

很多案例显示，只要妈妈稍不注意，在其视线离开宝宝的空档，宝宝就有可能掉进浴缸，造成溺水，这是非常危险的！

尽早带宝宝去医院
- 泡在水里的时间特别短，马上就哭出声音来
- 异物堵在喉咙里噎住了，经由咳嗽把异物吐出来，之后恢复和平常一样的状态

马上叫救护车
- 失去意识
- 呼吸及脉搏停止
- 呼吸困难，脸色不好
- 即使呼喊宝宝，宝宝也无法发出声音

重新审视周围的环境，就能避免许多意外事故

　　窒息并不是在特殊情况下才会发生的意外事故。对于尚不能自由活动的宝宝来说，被床上的寝具、塑胶袋，以及柔软的垫子等物品盖住，就会无法呼吸。检查宝宝的床和室内各处，清除危险的物品。

　　此外，由于异物等原因造成的窒息，导致严重呼吸困难时，必须取出异物。要把宝宝送到设有小儿科、耳鼻喉科及麻醉科的大医院就诊。

溺水及窒息等意外事故容易发生的场所

海边·游泳池

→玩水时，一定不要离开宝宝的身边

　　跌倒或是没有站稳时，转眼间就会溺水。即使是充气游泳池，也不能大意。

浴缸·洗衣机

→要养成把浴缸里剩余的水马上放掉的习惯

　　浴缸里剩余的水，是造成溺水的原因之一。最好把放有浴缸和洗衣机的房间装上锁，并锁好。

婴儿床

→毛毯和被褥也是造成窒息的原因

　　宝宝的脸被毛毯或被褥盖住，就会窒息。床垫要选择质地稍微硬一点的材质，并且不要让宝宝趴着睡。

起居室等

→塑胶袋或靠垫会堵住宝宝的嘴巴

　　塑胶袋或靠垫等物品，不要放在宝宝的附近，必须放在宝宝够不到的地方。

溺水及窒息时的急救措施 ①

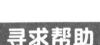

救助至确保呼吸道畅通

1 确认宝宝有没有意识

呼喊宝宝的名字，轻轻拍打宝宝的身体

　　发现宝宝的身体软弱无力时，首先要确认其是否有意识。边呼喊宝宝的名字，边轻轻地拍打其身体。

宝宝失去意识

2 寻求帮助

切勿离开宝宝的身边！如果是出门在外，要寻求周围人的帮助

　　呼喊宝宝而没有反应的时候，必须同时进行急救措施和联络救护车，大声寻求周围人的帮助。如果是一个人的情况，首先要采取急救措施，之后赶紧叫救护车。

轻轻地把宝宝的下巴抬起来，使其后仰。

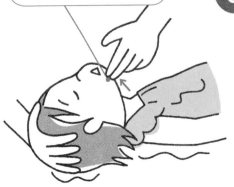

3 确保呼吸道畅通

溺水时要确保呼吸道畅通，使气流容易通过

　　如果宝宝尚有呼吸和脉搏，为了让宝宝容易呼吸，要确保呼吸道畅通。下巴稍微向上仰，让嘴巴和气管保持平行。伴随呕吐时，要让宝宝侧躺着。

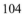

最初的几分钟是关键！
冷静采取急救措施

发生溺水、窒息的意外事故时，最初的几分钟非常重要。周围有人时，急救措施和联络救护车要同时进行；如果是一个人的情况下，必须优先采取急救措施。

若宝宝没有呼吸和脉搏时，要进行3至5分钟的人工呼吸和心脏按摩，然后叫救护车。

你可能会由于受到惊吓而神色慌张，但是这时最重要的是要快速采取适当的急救措施。

宝宝有意识的情况

宝贝～！

啪！

啪！

轻轻地拍打宝宝的脚底，观看其反应。

让宝宝侧躺着，等待救护车的到来

有意识的时候，让宝宝侧躺着，预防呕吐物堵住呼吸道，然后叫救护车。等待救护车的期间，要确认宝宝的脸色变化，以及呼吸状态，观察病情有没有突变。

溺水及窒息时的急救措施

如果没有呼吸，要进行人工呼吸，直到恢复呼吸

确认宝宝有没有呼吸，若没有呼吸，就要马上开始人工呼吸。

发生溺水、窒息的意外事故时，如果最初的3至5分钟能进行人工呼吸，那么存活率会很高，所以关键是要尽早进行人工呼吸。

人工呼吸要持续进行到宝宝恢复呼吸为止。

周围没有其他人，只有自己时，则至少要先进行1分钟的人工呼吸后，再叫救护车。

没有脉搏时，要反覆进行人工呼吸和心脏按摩

在呼吸和脉搏都停止的情况下，必须进行心脏按摩。确认宝宝的脉搏时，只要把头贴在宝宝靠近腋下、上臂的内侧部位，就可以知道了。

人工呼吸2次，心脏按摩30次，以这样的比例反覆进行，等待救护车的到来。

心脏按摩的做法，0～1岁宝宝和1岁以上的宝宝之间有所差异，这一点非常重要，请务必记住分别该怎么做！

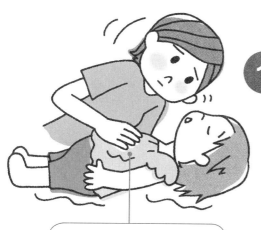

人工呼吸

1 确保呼吸道畅通

将耳朵贴近宝宝，确认有没有呼吸

将耳朵贴近宝宝的鼻子和嘴巴，确认有没有呼吸。用眼睛观察宝宝的胸部有没有起伏。

可把手放在宝宝的胸部，检查有没有呼吸。

没有呼吸或呼吸微弱的情况……

2 人工呼吸

0～1岁宝宝要向鼻孔和嘴巴同时吹气；1岁以上的宝宝，则直接往嘴里吹气

没有呼吸或呼吸微弱时，要马上进行人工呼吸。如果是0～1岁宝宝，妈妈要用嘴巴同时盖住宝宝的鼻子和嘴巴，并往里面吹气；如果是1岁以上的宝宝，则可以直接往嘴里吹气。

一边观察宝宝的胸部有没有起伏，一边进行人工呼吸。

溺水及窒息时的急救措施

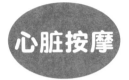

0～1岁宝宝的情况

**用2根手指,
轻轻地按压心脏**

距离左右乳头的连线与胸骨的交叉点左侧,向下一个手指宽度的位置（如左图所示）,用食指和中指轻轻按压。人工呼吸2次,心脏按摩30次,如此反覆进行。

> 为了不让头部来回晃动,可用手轻轻地按住。

> 向下按压时,手指大约下陷1.5至2.5cm的深度。

1岁以上宝宝的情况

使用手掌根部按压

用单手的手掌根部垂直按压。人工呼吸2次，心脏按摩30次，如此反覆进行。如果太过用力，可能会压断肋骨，所以要注意力度。

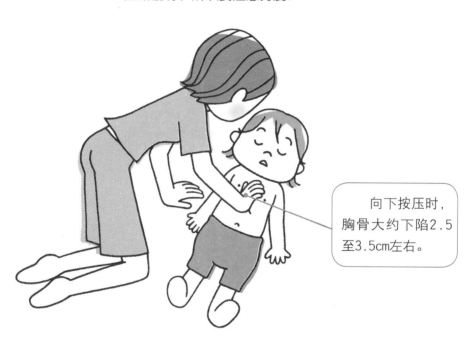

向下按压时，胸骨大约下陷2.5至3.5cm左右。

呼吸稳定之后，要做好身体保暖

在宝宝恢复呼吸、平静之后，要进行全身护理。如果是溺水弄湿了衣服，要为宝宝换上干净的衣服。然后，为了不让宝宝的身体发冷，最好用毛巾或毛毯裹住，并静静地抱着宝宝。

在救护车到来之前，要观察宝宝的脸色，检查呼吸的状态，时时刻刻准备应对突发的情况。

3 烫伤

烫伤也是宝宝的常见意外事故。关于烫伤的处理，首先要立即冷却。如果能及时冷却，可以尽早缓解疼痛，不易留下疤痕。等充分冷却后，还是要带宝宝去医院就诊。

烫伤时须优先进行冷却

不管烫伤的面积大小，都要优先进行充分冷却。如果无法及时冷却，烫伤的部位会继续恶化，波及到皮肤的深层部位。

越是高温烫伤的症状，越容易变得严重，即使是低温烫伤，如果波及的范围太大，症状也会变得很严重。切勿自行判断，即使不严重，也要带宝宝去医院接受检查。

尽早带宝宝去医院
· 烫伤部位起水泡
· 长时间接触电热毯等，皮肤发红
· 烫伤部位为脸部周围、关节附近、外阴部

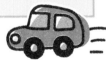

可以在家观察
· 烫伤面积只是很小一部分，烫伤部位发红
· 没有发肿也不疼

赶紧叫救护车
· 全身烫伤，波及范围大的烫伤
· 皮肤的颜色变得发白或发黑时
· 没有意识或意识模糊时

超过身体表面积10%的烫伤**很危险**

　　烫伤的面积，用所占身体表面积的百分比来表示。就婴儿而言，即使是仅仅超过身体表面积10%的烫伤，也会造成生命危险。

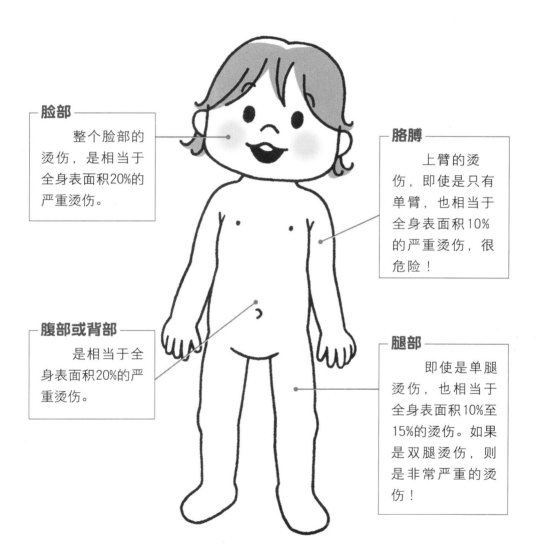

脸部
　　整个脸部的烫伤，是相当于全身表面积20%的严重烫伤。

胳膊
　　上臂的烫伤，即使是只有单臂，也相当于全身表面积10%的严重烫伤，很危险！

腹部或背部
　　是相当于全身表面积20%的严重烫伤。

腿部
　　即使是单腿烫伤，也相当于全身表面积10%至15%的烫伤。如果是双腿烫伤，则是非常严重的烫伤！

按照烫伤部位的正确应对方法

Case ① 全身或大面积烫伤时

➡ 穿着衣服浸泡在浴缸里

烫伤面积大时，要让宝宝穿着衣服，浸泡在浴缸里进行冷却。如果没有浴缸，就用浸湿的毛巾裹住宝宝的全身进行冷却。

Case ② 脸部周围烫伤时

➡ 用毛巾包上冰块或制冷剂，紧贴患部

脸、眼睛周围、耳朵等，用流动自来水很难冲洗的部位，要用毛巾包上冰块或制冷剂，紧贴患部。

如果勉强脱掉宝宝的衣服，可能会弄伤皮肤，所以最好穿着衣服浸泡。

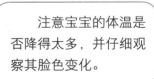

注意宝宝的体温是否降得太多，并仔细观察其脸色变化。

Case ③ 烫伤手或脚时

➡ 用自来水冲洗至少20分钟

让自来水一直冲洗烫伤部位来进行冷却。最好让被烫伤的部位四周也能受到冷却。

起水泡时，还要注意水压的强度，不要把水泡冲破了！

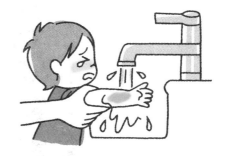

不要乱使用散热片、软膏等不必要的东西

在家中烫伤的护理，最基本的方法是用自来水充分冷却，但是脸部周围等用自来水很难冷却的部位，则要用毛巾包上冰块或制冷剂，紧贴患部进行冷却。

乍看之下，散热片很方便，但如果附着在患部，可能会引起化学反应，最好不要那么做。

此外，不要乱涂抹软膏，以及用芦荟叶等民间偏方进行护理。一定要把宝宝带去医院接受诊治。

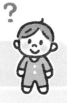

妈妈要留心预防宝宝烫伤

烫伤的因素存在于家里各个地方。
要特别注意以下几点，关键是预先消除烫伤的隐患。
- 注意热水瓶和饭锅蒸气的出口
- 饭桌上不要使用桌布
- 暖气等电器要用栅栏围起来，电熨斗也不要放在附近
- 抱着宝宝时，不喝热饮
- 不要长时间使用电热毯、电褥子等

4 划伤流血

宝宝的头部偏重，由于平衡感还不好，经常会摔倒受伤。如果是轻伤，进行家庭护理就足够了，但是伤得严重或出血多的时候，必须先采取急救措施，再带去医院就诊。

观察伤口的深度和出血量，进行适当的护理

划伤、擦伤时，首先要确认伤口的深度和出血量。伤口很浅、出血量也不多时，先把伤口冲洗干净，再用纱布捂住止血，为了不使伤口扩大，还可以贴上创可贴。

伤口很深、波及范围大，以及出血量多时，要带去医院接受治疗。出血量很多，想止血但止不住时，则要火速送往医院。

马上叫救护车
· 出血特别多，鲜红的血液（动脉血）往外流
· 失去意识或意识模糊不清
· 陷入呼吸困难的状态
· 脸色苍白，出冷汗

可以在家观察
· 划伤的范围很小，伤口很浅
· 透过按压止血，10分钟以内止血成功

尽早带宝宝去医院

- 按压止血，但是止不住
- 口腔划破流血
- 伤口非常脏
- 脸或耳朵周围受伤
- 不停地流鼻血
- 餐具等物品刺入喉咙的深处
- 被生锈的钉子或玻璃扎伤

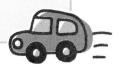

如果是轻伤，用双氧水或生理盐水洗干净之后，用纱布包扎就OK啦

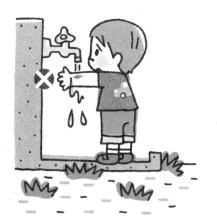

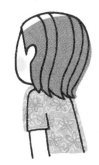

要用生理盐水冲洗干净

不要用自来水！

 仔细冲洗伤口

　　不要把伤口直接用自来水冲洗，要用双氧水或生理盐水，把伤口冲洗干净。

② **用纱布捂住止血**

　　用纱布捂住止血后，进行消毒。必要时贴上创可贴，保护伤口。

出血时的急救措施 ①

基本方法是按压止血，患部要垫得比心脏高

出血时，要用纱布覆盖在伤口上，进行按压止血。让宝宝以容易止血的方式入睡，用浸水拧干的毛巾按压患部。如果按压10分钟以上，血还是没有止住，就要赶紧带宝宝去医院。

根据受伤的程度及伤口的大小，决定要不要叫救护车。一旦出现休克状况，会同时出现呼吸微弱、脸色苍白、呕吐、出冷汗等症状。

即使止血成功了，但是如果伤口很深，需要缝合时，仍要带去医院就诊。

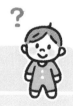

扎进皮肤的刺不能顺利拔出

→不要勉强拔出来，正确的做法是带宝宝去医院

指尖等部位被刺伤时，如果能看到刺，能够很轻易地拔出来，那就拔出来也没关系；但拔不出来时，不能勉强拔出。如果是学龄后的儿童，可以用针挑出来。但宝宝的皮肤很敏感，如果不能轻易地拔出时，不要勉强，应带宝宝去医院就诊。

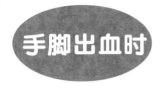

手脚出血时

手脚都是很容易引起划伤或擦伤的部位。如果是轻伤，止血后消毒就可以了，但如果伤口是经常需要活动的部位，那么伤口可能会裂开。最好用创可贴或绷带来保护伤口。

① 敷上凉毛巾，按压患部

先在伤口上覆盖纱布，再在纱布上面敷上浸水拧干的毛巾，一边让伤口冷却，一边按压止血。

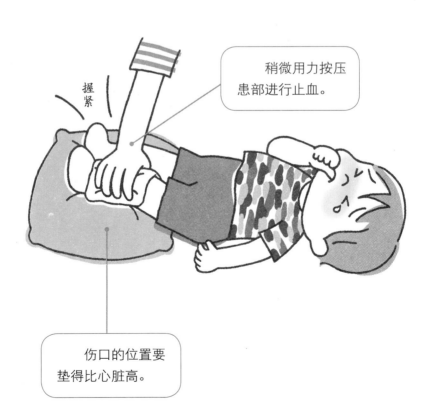

握紧

稍微用力按压患部进行止血。

伤口的位置要垫得比心脏高。

❷ 用纱布保护伤口

如果伤在膝盖或手肘等经常弯曲伸展、需要活动的部位，为了预防伤口扩大，要敷上纱布，用绷带固定好。

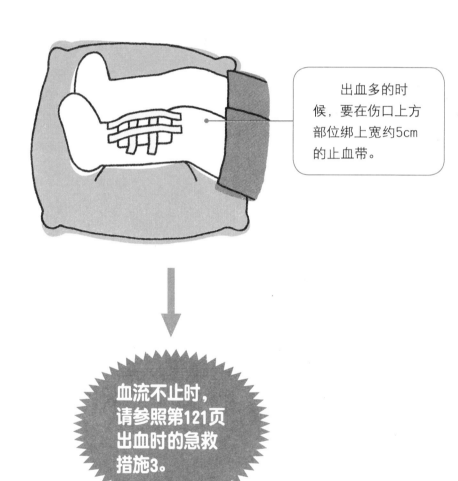

出血多的时候，要在伤口上方部位绑上宽约5cm的止血带。

血流不止时，请参照第121页出血时的急救措施3。

出血时的急救措施 ②

头部、脖子出血时

出血多时，也不要慌张，要采取适当的措施

　　虽说是出血多的部位，但护理方法和其他部位基本上相同。用凉毛巾一边冷却患部，一边按压止血，观看伤口的情形，如果过了10分钟以上，还不能止血时，要赶紧送往医院。

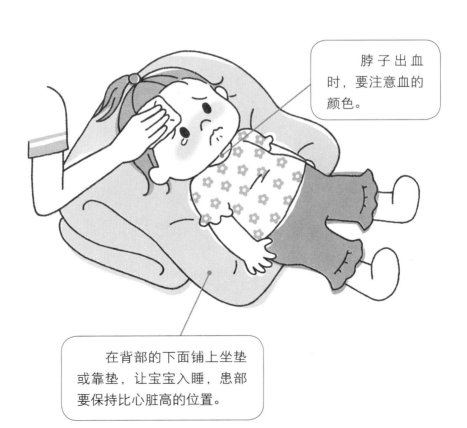

脖子出血时，要注意血的颜色。

在背部的下面铺上坐垫或靠垫，让宝宝入睡，患部要保持比心脏高的位置。

头部到脖子之间出血，要送去医院接受治疗

由于宝宝的身体平衡能力差，走路东倒西歪，经常摔倒，头部和脖子也经常容易受伤。

头部到脖子之间，一旦受伤，和其他部位相比，出血量会更多。不要被大量的出血吓到，冷静地进行护理吧！

基本原则是，首先进行按压止血，若过了10分钟以上还是不能止血时，要赶紧带去医院就诊。

舌头出血时

喉咙的深处被刺伤时，要带去设有耳鼻喉科的医院就诊

把餐具或玩具叼在嘴里时摔倒，就有可能刺伤喉咙的深处，造成出血。此时要赶紧带宝宝去设有耳鼻喉科的医院，进行必要的治疗。

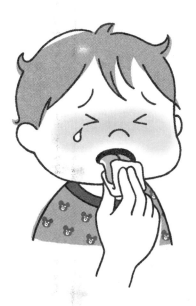

让宝宝把血吐出来，确认受伤的位置并止血。

出血时的急救措施 ③

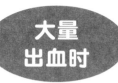

**大量
出血时**

出血量过多，采用按压止血的方式行不通时，要按压下图所示的止血点进行间接止血。方法是，用手指按压离伤口最近的止血点。止血后，赶紧叫救护车。

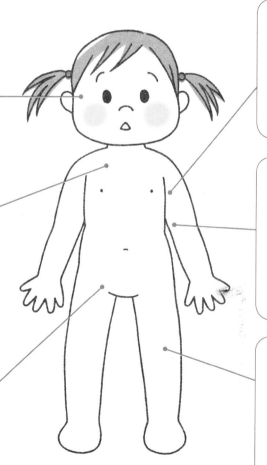

耳朵前方

如果是头部或脸部的出血，要用手指按压到能摸到太阳穴脉搏的位置。

锁骨的凹陷部位

肩部受伤时，要用手指按压出血一侧的锁骨凹陷部位。

大腿根部

如果是大腿部位受伤，要按压住出血那一侧的大腿根部。

腋下

如果是上臂受伤，要按压腋下能感受到脉搏跳动的位置。

上臂内侧

如果是手肘以下的部位受伤，要按压上臂内侧能感受到脉搏跳动的位置。

膝盖后面

膝盖以下的部位受伤时，要按压膝盖的正后方能感受到脉搏跳动的位置。

如果血流不止，要进行间接止血，同时叫救护车

若采用按压止血仍无法止住时，或是大量出血时，就要一边按压位于身体各处的止血点进行间接止血，一边叫救护车。

但如果长时间按压患部，会导致血液输送不到受伤部位的组织，所以要设法尽快把血止住，尽早带去医院接受治疗。

大量出血时，要确认血液的颜色。如果是鲜红的血液往外喷，就是动脉出血。这种情况容易造成出血过多，要特别注意。

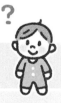

刺进身体的玻璃、钉子，该如何处理

→刺进身体的东西，不要擅自拔出来，得赶紧带宝宝去医院就诊

被玻璃、钉子等利器刺伤时，不要拔出来，就这样带宝宝送往医院。如果拔出来，会有大出血的危险，所以一定不能拔。

由于可能会引起休克状态，等待救护车的期间，要留心观察宝宝的脸色是否变得苍白，呼吸是否正常等。

5
撞到头部或身体

宝宝经常会摔倒，或是从椅子、床上掉下来，而撞到头部或身体的某一部位。

尤其是当宝宝撞到头部时，家长会很担心。无论宝宝是撞到了哪儿，都很难判断宝宝是否受伤，所以撞到后最好为宝宝检查一下全身。

宝宝会爬、能站立时，要采取充分的安全措施

宝宝尚不能自由地行动，只要妈妈留心照顾，就不会发生重大的意外事故，但宝宝一旦学会了爬和站立后，千万不要忽视了宝宝的安全。

例如：摔倒撞到头部、从椅子上掉下来……宝宝受伤的情况不断地增多。随着宝宝的成长，室内的环境也要作好调整，时时刻刻留心预防宝宝受伤。如果宝宝撞到了头或身体，采取急救措施后，要留心观察宝宝的状况。

尽早带宝宝去医院
· 发呆、反应迟钝
· 患部大面积肿胀，发生变形
· 活动的方式不自然
· 由于疼痛而不停地哭，或哭的方式很奇怪
· 撞到腹部后，腹部发胀、发硬
· 排出血便、血尿

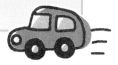

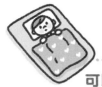

可以在家观察

· 被撞的部位没有发现异常

· 脸色好，心情好

· 轻微有点肿，不怎么疼

马上叫救护车

· 失去意识

· 撞到头部，撞到的部位裂开，大量出血

· 脸色不好，没有力气

· 呕吐

· 诱发痉挛

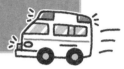

要注意！容易撞到头部、身体的场所

沙发·椅子

→稍不留神，宝宝就会爬上去

　　宝宝的头部很重，即使是从矮沙发上摔下来，也会撞到头部。不要让宝宝独自坐在沙发或椅子上。

楼梯·走廊

→楼梯的入口要围上栅栏

　　楼梯或走廊有高度落差的地方，宝宝很容易摔倒，所以要在前面围上栅栏，让宝宝无法自行过去。注意！一定要关好栅栏！

起居室

→要在家具的边角套上预防意外事故的衬垫

　　宝宝摔倒时，可能会撞到家具的边角。可以在桌角套上衬垫等物品，作好防范工作。

婴儿提篮·被褥

→拿起来的时候，要用双手牢牢地抓稳

　　想要拿起婴儿筐或被褥时，有时会手滑而掉下来，所以拿的时候，要用双手牢牢地抓稳。

撞到头部时的急救措施

1 检查严重程度

首先检查宝宝有无意识。若没有意识，要赶紧送往医院。检查有没有出血或肿包，一边护理受伤的部位，一边查看宝宝的全身状况。

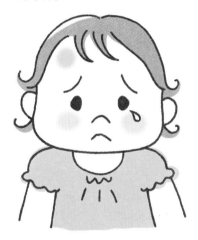

检查要点 3

哭的方式是否奇怪

没有大声地哭、哭的声音很微弱时，要赶紧带去医院就诊。

检查要点 4

呼喊宝宝的名字，反应是否正常

检查有无意识。如果宝宝大声地哭出来，会稍微放心一些，如果宝宝失去意识，则要赶紧送往医院。

检查要点 1

头部的伤及肿包的大小

检查头部有没有出血、有没有肿包。

检查要点 2

脸色是否苍白

脸色苍白、身体无力的时候，要格外注意。

检查要点 5

眼神和平时一样吗

如果瞳孔的大小和眼珠的转动有异常，要赶紧送往医院。

2 处理伤口和肿包

基本原则是要保持安静。出血时,要用纱布按压止血。若有肿包,则要敷上冰袋或凉毛巾,并观察宝宝的情形。如果意识模糊,出现呕吐的症状,则要赶紧送往医院。

NG!

撞到头部的当天,不要泡澡,仔细观察宝宝的情形

撞到头部的当天,为了以防万一,可以淋浴,但不要泡澡。因为泡澡可能会使肿包恶化,并使伤口变得更疼。

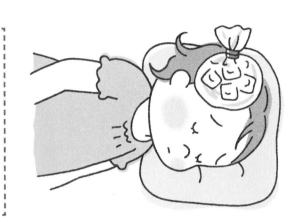

要仔细观察情形数天

撞到头部之后,按照上文所说的检查要点进行检查,做好伤口护理,保持安静,观察情形。根据受伤的程度来决定是否带宝宝去医院。

即使是肉眼看不到受伤和出血,头盖骨内部也有出血的可能。内部一旦出血,压迫到大脑,将会出现痉挛、呕吐、瞳孔放大、身体行为异常等症状。

上述症状有可能在撞到头部的几天后才出现,所以要留心观察宝宝的情形。

撞到身体时的急救措施

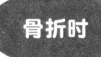

如果有骨折的可能，就要绑上夹板，赶紧送去医院就诊

是不是骨折很难判断，所以如果有骨折的可能，就要绑上夹板，赶紧送去医院就诊。绑夹板的时候，不要勉强拉动受伤的部位，轻轻地固定好就行了。杂志、纸板、伞等物品，都可以作为夹板的材料来使用。

这种情况有可能是骨折

☐ 只要一动，就会剧烈疼痛
☐ 哭得很厉害
☐ 肿得很厉害
☐ 看得出变形

 上臂

把纸板等弯曲折好，紧贴上臂，用绷带或细绳固定好。再用三角巾把胳膊包扎好，固定到上半身。

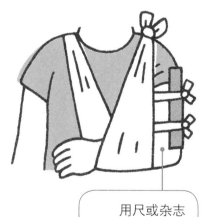

用尺或杂志当夹板也行！

Case ② 手腕

从手肘到手腕绑上夹板，用绷带或细绳固定好。再用三角巾把胳膊包扎好，固定到上半身。

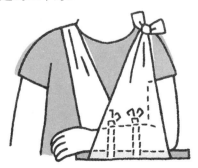

脚踝

从脚踝到膝盖绑上夹板，用绷带或细绳固定好。夹板的外面最好包上毛巾或坐垫等质地偏软的物品。

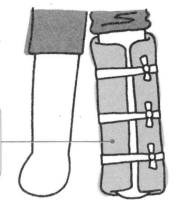

使用坐垫等质地偏软的物品包扎。

 大腿、膝盖

整条腿到腰部以上都要固定。使用一个夹板来固定骨折的部位，及其上下的关节部位。

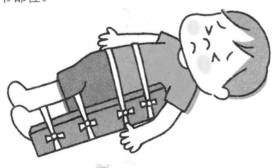

如果骨折时伴随出血状况，该怎么办

→绑夹板前，必须先止血

除了骨折之外，还伴随受伤出血时，要先止血，再进行骨折护理。

开放性骨折造成的骨折部位刺破皮肤时，要在患部盖上纱布，按压止血点进行间接止血，然后火速送往医院。

肘关节脱臼时

不要动手肘，带宝宝去外科或小儿科就诊

如果不碰胳膊，不会感到特别疼。不要勉强宝宝活动，要带去外科或小儿科就诊。这种情形很容易就可以治好，宝宝很快就能够活动自如了。

如果宝宝疼得一直哭，除了肘关节脱臼之外，可能还有其他的疾病。如果是这种情况，就带宝宝去医院接受诊治吧！

如果肘关节经常脱臼……

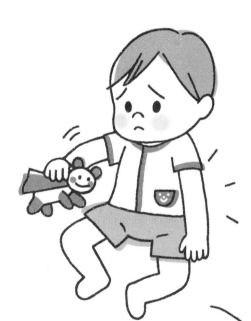

在家就可以做到的肘关节脱臼治疗法

手掌向上握着胳膊，慢慢地弯曲转动手肘。治愈时，能听到清脆的弹响声，之后胳膊就可以自由活动了。

治愈时，伴随清脆的弹响声。

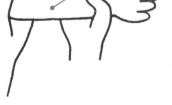

肘关节脱臼时，
要带宝宝去外科或小儿科就诊

使劲地拉宝宝的手等情况，很容易使宝宝发生肘关节脱臼。

肘关节脱臼指的是，肘关节的薄环形韧带发生错位的状态。由于肘关节脱臼不能弯曲，手会突然间就动不了。这时，要赶紧带宝宝去外科或小儿科接受诊治。

如果宝宝的肘关节经常脱臼，妈妈想要自己治好宝宝，最好是请医生教自己上述的治疗方法。

撞到身体，可能伤及内脏

撞到背部或胸部时，肋骨有骨折的可能性，但比这个更让人担心的是内脏的损伤。

腹部渐渐发胀、发硬，由于疼痛，导致身体没有力气的时候，有可能是内脏受伤了。特征是，如果消化道出血，会排出黑色的大便；如果肾脏受伤，会排出血尿。出现这类情况时，要马上带宝宝去医院就诊。

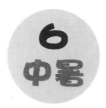

6 中暑

夏天必须注意的是中暑。严重时甚至会有生命危险。宝宝比大人更容易中暑，因此要采取万无一失的对策。

宝宝不善于调节体温，要时刻留心光照和气温

中暑是由于待在夏天的烈日下、温度高的室内以及车内等场所，使得体温不能正常调节的热病。与大人相比，宝宝调节体温的能力比较差，因此更容易中暑。

作好中暑的预防措施，比什么都重要。妈妈要时刻留心光照的强度和气温的变化，让宝宝远离中暑。此外，必须学会突发情况下的急救措施。

尽早带宝宝去医院

· 没有精神，身体虚弱
· 脸以及嘴唇的皮肤发干
· 脸色苍白
· 呕吐
· 哈欠打了一半，没有完全打出来

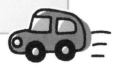

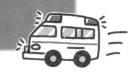

马上叫救护车

· 失去意识或意识模糊
· 引起全身痉挛
· 反覆呕吐，几乎无法喂入水分

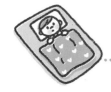

采取措施后，观察情形！

· 身体发烧，但是温度很快就降下来
· 恶心，但不呕吐，能够摄入足够的水分
· 有精神

请牢记中暑三类型

热痉挛

→由于摄取的盐分不足，引发痉挛

　　大量出汗会导致体内的矿物质失去平衡，引起痉挛。

热疲劳

→水分、盐分不足所引起的疲劳

　　由于天气炎热，大量出汗，体内的水分、盐分流失。出现脸颊发红，嘴唇和皮肤发干；没有精神，大多数还伴随恶心和呕吐的症状。

中暑

→体温不能正常调节

　　体内的热量无法向外散发，体温不能正常调节的状态。严重的会丧失意识，甚至死亡。如果失去意识，一定要火速送往医院。

中暑时的急救措施要点

去医院前，先在阴凉处让身体降温

如果是在户外，就将宝宝转移到树荫下休息。解开衣服，摇动扇子，为宝宝降温。用湿毛巾、制冷剂，或用毛巾裹上装有冷饮的瓶子，放在宝宝的额头、脖子、腋下，以及大腿根部等为其降温。

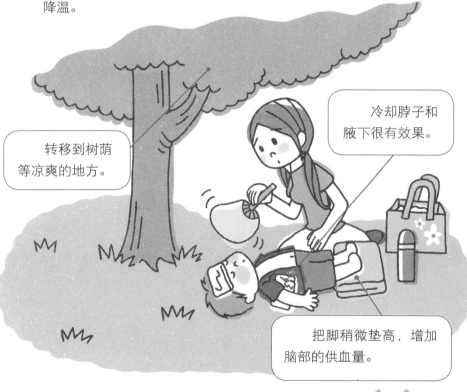

转移到树荫等凉爽的地方。

冷却脖子和腋下很有效果。

把脚稍微垫高，增加脑部的供血量。

NG!

不要一味地喂水

当宝宝出现意识不清、晕厥等情况时，切勿一味地喂水。如果要采取必要措施，则要一点一点地将水送进孩子的嘴里，千万不可大量灌入。

控制好体外的热量和体内的热量

为了预防中暑，最重要的是要控制好进入身体的热量和体内排出的热量。

宝宝的体温调节功能尚不成熟，所以必须通过增减衣物和调节周围环境等方式加以适应。

炎热或光线强的时候，为宝宝戴上帽子，或转移到树荫下，减少进入其体内的热量。当宝宝觉得热的时候，通过脱掉衣服、冲澡等措施，可以增加体内排出的热量。

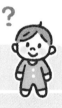

留心容易发生中暑的场合

开车兜风　　除了温度之外，还要注意光照的强度。即使是开着空调，也严禁让长时间宝宝待在车里。

散步　　由于太阳光的反射，婴儿车很容易变热，因此光线强的白天，不要带宝宝外出。

游乐园　　树荫少的地方，不方便乘凉。排队时、宝宝在烈日下跑跳玩耍时，要特别注意。

海边　　无论是在海边的沙滩或礁岩地带，日照通常都特别强烈，若没有适度地为宝宝遮阳，很容易发生中暑的状况。

7
眼耳鼻进入异物

有时眼睛里会进入灰尘，鼻子、耳朵会被东西堵住或有小虫飞入。宝宝不会自己把异物取出来，为了预防进入异物时宝宝乱揉乱抓弄伤自己，要及时帮宝宝清除异物。

如果勉强取出来，可能会弄伤眼睛或耳朵

当眼睛、耳朵和鼻子进入异物，最须注意的是千万不要弄伤宝宝。妈妈认为能自行取出来时，要轻轻地格外小心处理。如果取不出来，就不要勉强，要赶紧带宝宝去小儿科或耳鼻喉科就诊。

清洁剂等有毒物质以及有可能刺伤肌肤或黏膜的尖锐物等异物进入宝宝眼、耳、鼻时，不要触碰患部，必须带宝宝去医院就诊。

可以在家观察
· 轻易地取出异物
· 没有异样的感觉，行为和平时一样

尽早带宝宝去医院
· 清洁剂、药物等带有刺激性物品进入眼、耳、鼻内
· 不能顺利取出异物
· 想取出异物，但是弄伤了眼、鼻、耳

眼睛
进入异物

通过眨眼睛流泪，把异物冲洗出来

异物进入眼睛时，可通过眨眼睛流泪把异物冲洗出来。如果不行，让宝宝脸朝上躺着，慢慢一点一点地往眼睛里滴水，将异物冲洗出来。

此外，还可以通过使用湿棉花棒或纱布的方式取出异物。

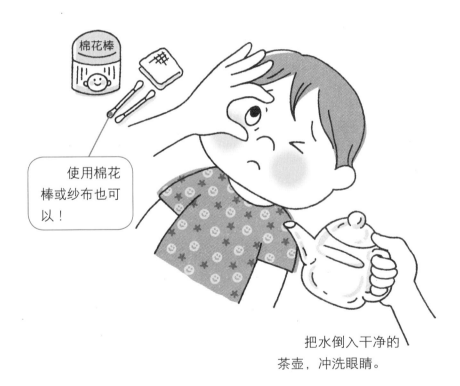

棉花棒

使用棉花棒或纱布也可以！

把水倒入干净的茶壶，冲洗眼睛。

耳朵进入飞虫时，要用手电筒照亮

耳朵里有小虫飞入时，用手电筒照亮耳朵的内部，有时候小虫就会朝着光亮的地方飞出来。可向耳朵里滴入少量的橄榄油或润肤油，再用棉花棒掏耳朵就可以取出小虫了。

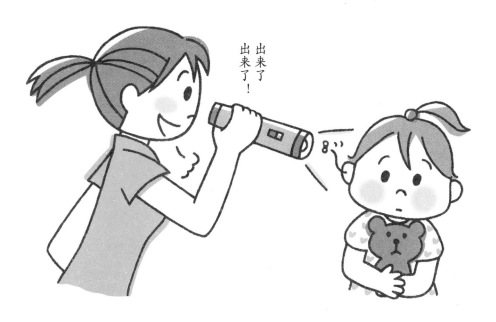

用手电筒的光照进耳朵，小虫就飞出来了。

鼻孔进入异物

堵住一侧的鼻孔，用力擤出来

豆子等异物进入鼻孔时，可堵住另一侧的鼻孔，用力通过鼻子呼出气息，把异物擤出来。也可利用纸捻儿使鼻孔发痒引发打喷嚏。如果这样还是取不出来，就要带宝宝去耳鼻喉科就诊。

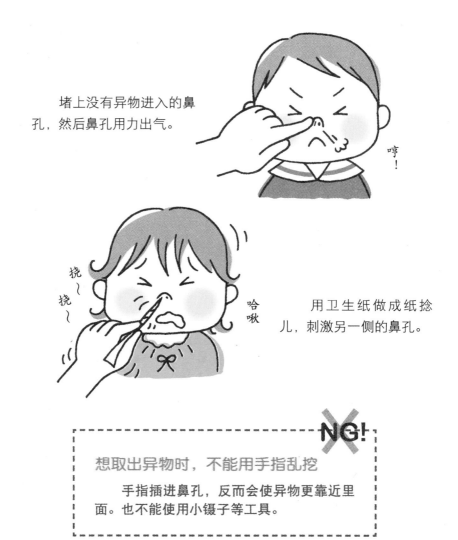

堵上没有异物进入的鼻孔，然后鼻孔用力出气。

哼！

挠～
挠～

哈啾

用卫生纸做成纸捻儿，刺激另一侧的鼻孔。

NG!

想取出异物时，不能用手指乱挖

手指插进鼻孔，反而会使异物更靠近里面。也不能使用小镊子等工具。

宝宝频繁地用手触摸，可能是异物进入的讯号

即使是异物进入了宝宝的眼睛、鼻子或耳朵，宝宝不会用语言表达，但可能会用手频繁地乱抓乱挠。这样一来，可能会使皮肤或黏膜受伤，并把异物推到更里面的位置，反而更不容易取出来。

如果宝宝的手频繁触摸眼睛或耳朵时，一定要查明原因。宝宝折腾人，心情不好的时候，也可能是哪里被异物堵住了，带宝宝去医院检查吧！

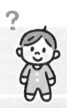

宝宝鼻孔内有异物进入，妈妈也察觉不到的情况

→气味是重要的判断材料

即使是宝宝的鼻孔有异物进入，宝宝也不会用语言表达，因此妈妈经常会察觉不到。此时，如果鼻子闻到了怪味，就会察觉到可能是有异物存在。

靠近宝宝的脸部时，如果闻到了奇怪的味道，最好是带宝宝去耳鼻喉科进行检查。

8
动物咬伤和蚊虫叮咬

婴幼儿被宠物咬伤的意外事故时有发生。如果宝宝的周围有宠物，一定要格外注意。万一被咬，必须采取急救措施，如果伤口很深或是引起休克症状，要赶紧带去医院。

被猫狗咬伤，可能感染破伤风

除了被狗咬伤、被猫抓伤之外，近来最常发生的是被仓鼠或兔子等小动物咬伤的意外事故。

虽然宝宝没有恶意，但突然抓住小动物，动物会受到惊吓，并因而抓伤或咬伤宝宝。被抓咬伤的部位，可能会感染破伤风菌，所以在家采取急救措施后，要赶紧送去医院外科就诊。

马上叫救护车
- 失去意识或意识模糊
- 脸色苍白，没有力气
- 陷入呼吸困难的状态
- 被毒蛇咬伤

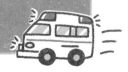

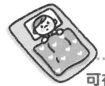

可在家观察

· 采取急救措施后，肿胀有所缓解
· 被蚊虫、蠓虫叮咬，除了皮肤红肿之外
  没有其他的症状
· 脸色好，心情佳

尽早带宝宝去医院

· 被咬部位的伤口很深
· 被猫抓伤
· 被咬或被刺的部位肿起来
· 虫子的毒刺或毛还残留在伤口里

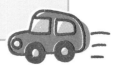

养宠物的家庭，要注意把宝宝起居室与宠物房分开等问题

有些妈妈想让宝宝从小就接触宠物，但是这样做很可能会让宝宝遭遇到意想不到的事故。此外，由于宠物的毛、壁虱、跳蚤等可能引起过敏，宝宝还可能会有湿疹。

因此，基本的原则是，把养宠物的房间和宝宝的起居室分开。而且，有宠物在的时候，妈妈一定要陪伴在宝宝的身边。

猫狗咬伤

用水和肥皂冲掉伤口里的细菌

被狗咬伤或被猫抓伤时，要赶紧用流动的自来水冲洗，然后送去医院就诊。

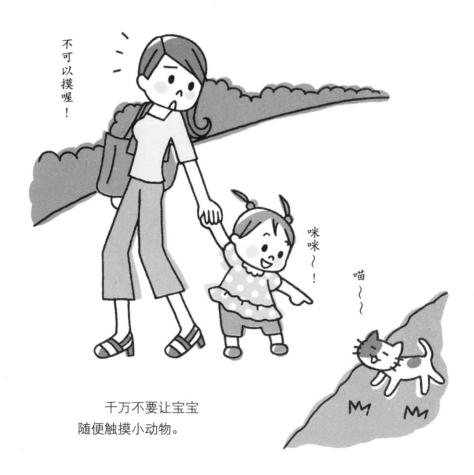

千万不要让宝宝随便触摸小动物。

毒蛇咬伤

按压伤口，马上送去医院

　　被蝮蛇或蝰蛇等毒蛇咬伤后，要赶紧叫救护车，同时按压伤口。伤口要处于比心脏低的位置，保持安静。

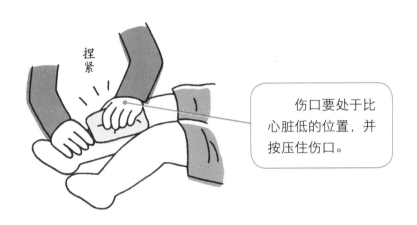

捏紧

> 伤口要处于比心脏低的位置，并按压住伤口。

蚊虫、蠓虫叮咬

用水冲洗干净后，涂上软膏

　　被叮咬的地方，会变得红肿。由于伤口会发痒或发疼，所以宝宝无意间就会乱抓，但是乱挠乱抓可能会引起细菌感染。用水冲洗后，涂上抗组织胺软膏，可缓解疼痛或发痒的症状。

清除毒液，洗后涂软膏

被刺伤的部位，如果残留毒刺，应尽量用镊子把刺拔出来，并把伤口清洗干净，然后涂上抗组织胺软膏。如果宝宝脸色苍白、呼吸困难，要尽早送去医院接受诊治。

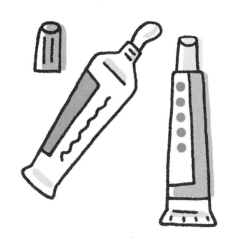

休闲娱乐时，也要带着应急所需物品

去海边或山上玩耍时，要考虑到可能会有被蚊虫叮咬、被动物咬伤的危险，要提前作好应对的准备。

首先，要把防蚊虫喷雾喷在衣服上，避免蚊虫叮咬。为了预防万一，必须携带消毒液、纱布、创可贴、抗组织胺软膏等应急物品。

要特别注意蜜蜂！如果多次被蛰，会引起过敏性休克，甚至会有生命危险。

9

为了预防意外发生
重新审视宝宝的生活空间

宝宝每天都在成长，在短时间内就学会了爬行、站立、扶着物体行走，活动的范围扩大了，还可能作出一些令人吃惊的举动。为了防患于未然，避免家庭意外事故的发生，就必须以宝宝的视线来检查室内是否安全。

采取一些预防措施，就能防患于未然

宝宝的受伤事故，多半发生在家中。而且，大多是由于妈妈和家人的疏忽所引起。

宝宝每天都在成长，昨天还不会的事，可能突然间就学会了。如果觉得目前还没有问题而稍有疏忽，就有引发意外事故的危险。为了避免意外事故的发生，必须把物品放在宝宝够不到的地方，作好室内整理等工作，这些看似不起眼的举动其实非常重要。

为了预防误食的意外，要勤于整理起居室

家人身心放松的起居室，充满了吸引宝宝的东西。

桌子上不要摆放烟灰缸、香烟、杯子等物品。另外，塑胶袋、毛巾、绳子、电线等物品，对宝宝来说都是很危险的。

不要把物品放在宝宝的活动范围内，以及宝宝用手就能够到的高度，必须做到时刻留心、勤于整理。

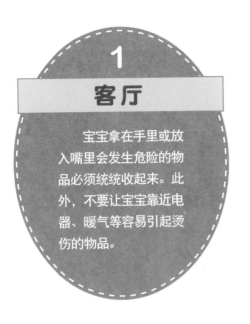

1 客厅

宝宝拿在手里或放入嘴里会发生危险的物品必须统统收起来。此外，不要让宝宝靠近电器、暖气等容易引起烫伤的物品。

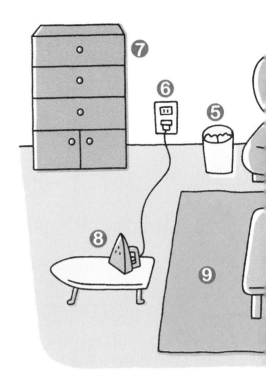

门

→为了预防夹伤手指，
　应装上门阻

　　在门上装上门阻。如果门很重，则要装上能让门慢慢关上的制动器。

观叶植物

→为了预防意外事故的发生，
　不要放在地板上

　　宝宝可能会因弄翻花盆而受伤，还可能误食花盆里的泥土和叶子。

暖气

→周围安装栅栏以防宝宝碰到

　　将暖气四周围用栅栏围上。如果是带有风扇的取暖器，则要注意暖风的出口。

沙发

→不要让宝宝自己爬上去

　　宝宝爬上沙发，有头部朝地摔下的危险。也不要把沙发摆放在窗前，以防宝宝跌落到外面。

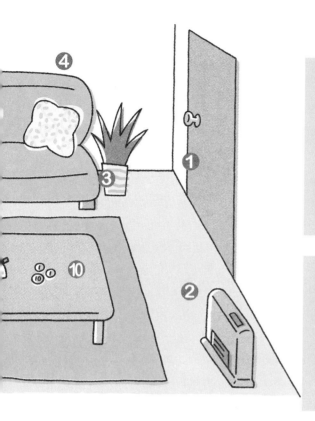

抽屉

→危险物品要放在宝宝够不到的柜
子上层抽屉里

抽屉应装上锁扣。把宝宝可能
会放入口中或对宝宝来说存在危险
性的物品放在宝宝够不到的上层。

电熨斗、烫衣板

→不要在宝宝附近使用电熨斗

宝宝在的地方，最好不要使
用电熨斗，更不要让电源处于接
通的状态。

垃圾桶

→换成有盖子的垃圾桶

为了预防宝宝把垃圾桶里的
东西撒出来，或把垃圾放进嘴
里，要选择有盖子的垃圾桶。

地垫、地毯

→铺上防滑装置，预防摔倒

宝宝有被地垫、地毯绊倒的
危险，所以最好是拿掉它或安装
防滑装置。

插座、电线类

→把插座罩住，预防触电

把插座罩住，并将电线铺设
在房间的角落，以预防意外事故
的发生。

桌子

→不要摆放香烟、硬币

不要在桌上摆放小东西。最
好能在桌角安装上衬垫，以防宝
宝撞伤头部。

2

厨房

刀具、易碎品、火等，厨房里充满了危险的物品。宝宝会爬之后，为了不让宝宝进入厨房，最好装上栅栏。

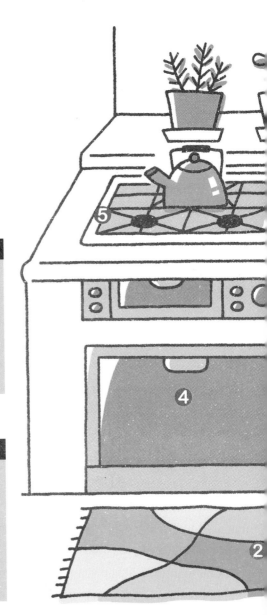

检查要点 1

烹饪台上面

→不要把菜刀等物品摆在上面

宝宝站着伸手够，会很危险。不要把菜刀和其他易碎物品摆放在烹饪台上面。

检查要点 2

地毯

→宝宝可能被绊倒

拿掉地毯或铺上防滑装置。注意仔细检查地面上有没有残留食物的碎渣。

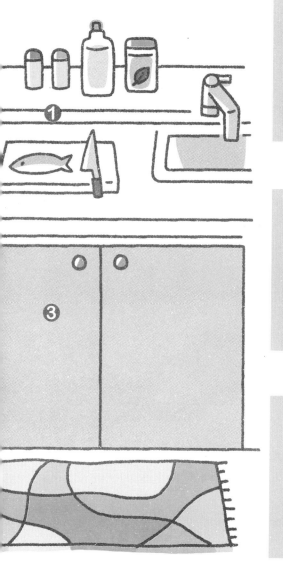

检查要点 ③

储物柜

→为了不让宝宝打开，请锁好

把储物柜的抽屉和门锁上。放有刀具的地方，更应该注意。

检查要点 ④

烤箱

→内置型要特别注意

宝宝的手很容易够到，使用的时候，最好围上栅栏，不让宝宝靠近。

检查要点 ⑤

煤气仁

→每次使用后，都要把开关锁好

宝宝的手可能会够到开关，所以要罩住或装锁，使用完之后，一定要锁好。

3

浴室

对宝宝来说，浴室是危险地带。因为摔倒后，可能会造成溺水，所以最重要的是，不要让宝宝随便进入浴室。浴缸、脸盆里若有剩余的水，必须赶紧倒掉，每天都必须注意！

检查要点 3

门

→养成锁门的习惯

宝宝可能会自己进入浴室，为了不让宝宝自由出入，要记得把门锁好。

检查要点 4

脸盆

→宝宝在的时候，里面不要放水

即使是脸盆里只有一点儿水，也可能发生溺水意外，所以脸盆等容器，一定不能装水放置。

检查要点 1

浴缸

→剩余的水，一定要放掉

浴室是家中最容易发生溺水意外的场所。浴缸中剩余的水，一定要放掉。

检查要点 2

洗发精等盥洗用品

→放在宝宝够不到的地方

宝宝可能会去舔，有误食的危险。使用后，要放在宝宝够不到的位置。

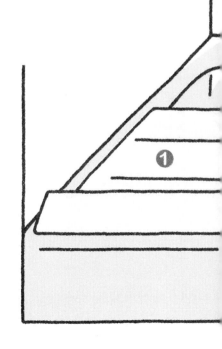

洗脸池

→洗脸池下面的储物柜也要注意

储物柜的门要上锁，除菌剂、清洁剂等物品，必须放在高处。

洗衣机

→附近不要放东西

洗衣机里的水，也可能造成溺水意外。使用完之后，就要把水放掉。

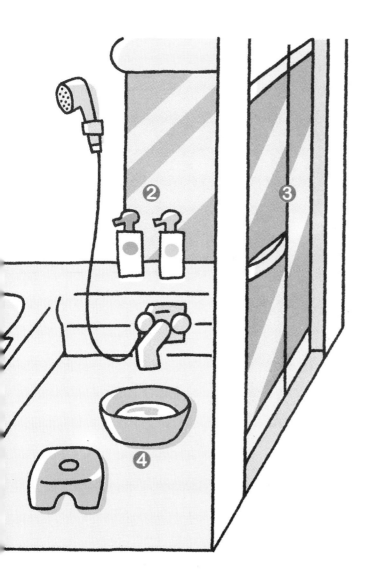

4 楼梯

楼梯是容易发生跌落意外的场所，千万不要让宝宝有机会靠近。最好在楼梯前安装栅栏。至于铺设有木质地板的楼梯，为了谨慎起见，必须安装防滑装置。

5 卧室

宝宝即使是在睡觉时，也很活泼好动，妈妈稍不注意，就可能发生意想不到的事故。宝宝可能会踩在床上，从床边窗户跌落出去，发生意外。

检查要点 1

入口

→装上栅栏会比较放心

楼梯的上下入口处都要安装上栅栏。此外，一定要记得关好栅栏。

检查要点 1

婴儿床

→装上围栏，以免宝宝跌落

宝宝睡觉时，要装上围栏。装卸围栏时，要小心一点，以免夹伤宝宝。

检查要点 2

地板

→注意不要让宝宝滑倒

木质地板很容易让人滑倒，最好安装防滑装置。

检查要点 2

窗台

→婴儿床切勿安置在窗台边

若将婴儿床安置在窗台旁，窗台掉下的东西，可能会砸在宝宝的身上，那非常危险！

6

婴儿车

人们很容易就会这样想："宝宝只要坐在婴儿车里就很安全。"但是，如果制动器错位，婴儿车就会自行移动，宝宝则可能会跌落下来。所以使用时，要非常小心。

安全带

→把宝宝的身体牢牢固定

一定要扣好安全带。安全带勒得太紧宝宝会不舒服，太松则不安全。

车轮制动器

→停车时，要使用车轮制动器

停车时，一定要使用车轮制动器。还有，即使是使用了车轮制动器，也不要把宝宝独自放在车子里。

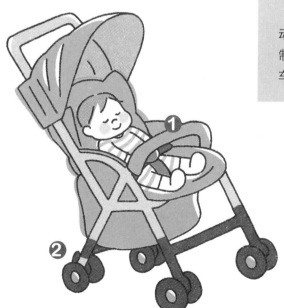

0～1岁的宝宝

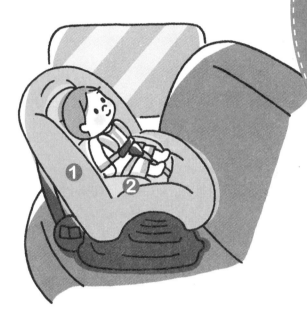

检查要点 **1**

婴儿专用座椅

→安装时，
　和汽车行进的方向相反

　　大多数都是采用水平方向安装（即宝宝平躺着）。安装方向和汽车行进的方向相反，要以合适的角度安装好。

检查要点 **2**

安全带

→为了不出现松动，
　要牢牢地固定好

　　如果出现松动，就失去了安装的意义，应系上安全带，把宝宝身体牢牢地固定好。

检查要点 1

门

→不要夹到宝宝的手指

开关门的时候，不要夹到宝宝的手指。最重要的是，要做到时刻留心锁好门。

1岁以上的宝宝

检查要点 2

窗户

→锁好窗户

窗户一定要锁好，不要让电动车窗夹到宝宝的脸或头。

检查要点 3

幼儿专用座椅

→座椅的安装方向，
  要和行进方向一致

宝宝到了1岁，如果体重超过9公斤，座椅的安装方向要和行进的方向保持一致。垂直方向安装（即宝宝保持垂直坐姿）。

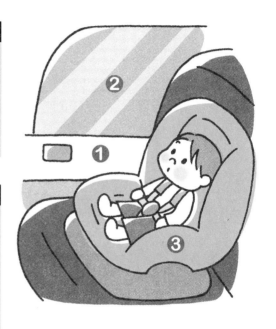

如何让宝宝安全地待在车子里

→不要让宝宝独自待在车里或在车里自由活动

千万不可让宝宝独自待在车里！夏天时会有脱水和中暑的危险，如果宝宝乱动车里的装置，可能会被窗户夹伤手或头。即使是短暂离开，宝宝的身边也一定要有大人陪伴。

8

自行车

对妈妈来说，自行车是便利的交通工具，然而对宝宝来说，却存在着危险。宝宝乘坐自行车时，一定要使用儿童安全座椅，且要戴上安全帽，采取充分的安全措施。

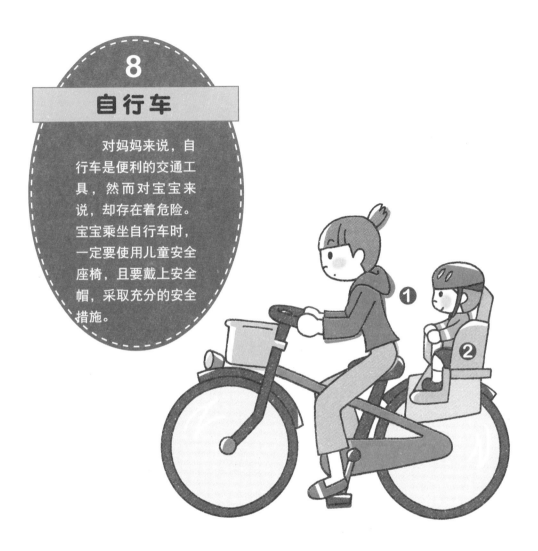

妈妈身边

→不能抱着宝宝骑自行车

必须让宝宝坐在大小合适的儿童安全座椅里，而且严禁抱着宝宝骑自行车！

儿童安全座椅

→每次乘坐都要检查是否安全

乘坐儿童安全座椅时，每次都要检查是否出现摇晃松动的情况。同时，不要忘记帮宝宝戴上安全帽。

10

符合宝宝成长阶段的

意外事故预防对策

现在孩子因病而死亡的愈来愈少，但由于意外事故而死亡的人数所占比例却是最高的。各个年龄阶段，容易发生的意外事故都不一样，所以最重要的是，了解如何预防宝宝各个成长阶段的意外事故。

对0～1岁宝宝来说，最常发生的意外是窒息

如第158页上的图示，在0～1岁宝宝的意外事故中，最常发生的就是窒息。

由于宝宝喜欢把东西往嘴里放，像玩具、身边的物品、食物等，卡在喉咙里，造成窒息的案例有很多。

除此之外，宝宝的被褥或毛巾等物品，由于某些原因所致，一旦盖住宝宝的脸，就可能造成窒息的意外。为了预防窒息的发生，不要让宝宝趴着睡，要让宝宝的脸部朝上睡。

1岁以后，要注意溺水、摔倒、跌落等意外

宝宝满1岁，一旦可以自己用双脚走动后，除了窒息，也可能发生各种意外。

最常发生的是溺水意外，大多数是发生在自家的浴缸里。使用完浴缸后，一定要把水统统放掉。浴室一定要上锁。

摔倒后，撞到头的意外事故，或从高处跌落的意外事故，一直在增多。通过安装地板防滑装置及重新摆放家具等措施，为宝宝改变环境，可以减少意外事故的发生。

按照年龄的意外死亡事故统计

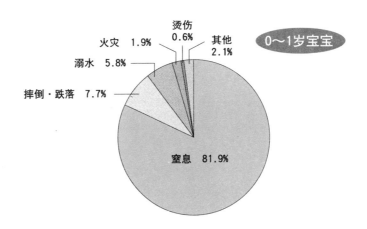

火灾 1.9%
烫伤 0.6%
其他 2.1%
溺水 5.8%
摔倒·跌落 7.7%
窒息 81.9%
0～1岁宝宝

这段时期，特别需要注意的事
· 能放入口中的、直径39mm以下的物品，要放在宝宝够不到的高度
· 不要让宝宝趴着睡
· 不要把塑胶袋等物品放在宝宝的附近
· 检查婴儿床的围栏是否安全

这段时期，特别需要注意的事
· 浴缸剩余的水要马上放掉
· 锁好浴室的门
· 不要让宝宝把细绳状的东西缠在脖子上玩耍
· 地板的防滑装置、消除高度落差

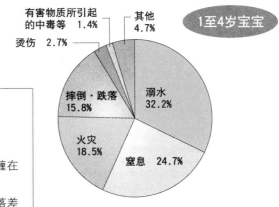

有害物质所引起的中毒等 1.4%
烫伤 2.7%
其他 4.7%
摔倒·跌落 15.8%
溺水 32.2%
火灾 18.5%
窒息 24.7%
1至4岁宝宝

PART 3

爸妈都要学习
自己做护理工作

I　病中病后的居家护理照顾

II　和医生融洽相处的技巧

　　宝宝一生病，家人不免会慌张，除了医院的治疗之外，适当的家庭护理也不可或缺。刚治好时，为了不引起疾病反复发生，要细心照看宝宝。

　　还有，在合适的时间接受医生诊治也很重要。要提前掌握选择医院、医生的方法、及就诊时的注意事项。

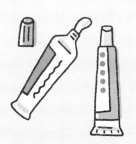

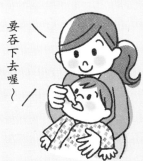

要吞下去喔～

I

病中病后的
居家护理照顾

为了让宝宝早日恢复健康，请学习正确的居家护理方法吧！

I
如何正确使用药物

只有正确地使用药物，药效才能充分地发挥。要记住糖浆、散剂、擦剂等不同类别药物的正确使用方法及其服用方法的要点。

如果服用的方法不正确，可能会影响药效

药物大致分为内服药、外用药和栓剂3种类型，无论是哪一种药，关于服用量和服用时间，都要遵照医生或药剂师的指示。

如果是写着饭后服用的药物，却在饭前吃了，即使服用量正确，也会影响药效的发挥，还可能产生意想不到的副作用。

发苦的药，和一些食物混在一起，较易于服用

粉状药最基本的服用方法是，用温开水搅拌冲服，但由于有苦味，服用后的味道也会残留在口中，大多数的宝宝都不喜欢。

为了让宝宝顺利地按量服药，最好是加入其他的食物中一起搅拌后让其食用，药味会变得没那么苦。在药店可以买到专用的甜果冻，宝宝不好好吃药的时候，可以买来试试看。还可以和冰淇淋、布丁、牛奶等一起搅拌服用。

但是，有些食物和药混合后，反而会更苦，或混合后会有损药效。无法确定时，一定要咨询药剂师什么样的食物适合和药物混合服用。

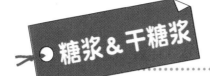

内服药

糖浆 & 干糖浆

是什么样的药
糖浆是装在瓶子里的液体药
干糖浆是每次使用时必须用水溶解的药

注意要点
● 摇晃容器然后再使用
● 正确测量每次的使用量
● 不要用奶粉搅拌服用
● 开封后要冷藏保存

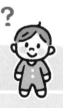

宝宝讨厌吃药，吐药时该怎么办

→吐药后，不能让宝宝再喝一次药

　　如果宝宝把药全吐出了，不宜立刻再拿药让宝宝喝。可以稍隔一段时间以其他方式喂药，忘记喂宝宝吃药一次，也不要在下一次让宝宝吃两份药量，只要按照规定的量服用就可以了。

1 用滴定管来测量

摇晃容器后，用滴定管
等工具取出一次的服用量，
直接滴入奶嘴或小盘子里。

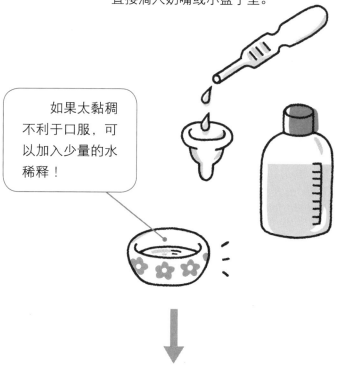

> 如果太黏稠
> 不利于口服，可
> 以加入少量的水
> 稀释！

2 让宝宝含着奶嘴

使用奶嘴时，可以让宝
宝直接含在嘴里。如果使用
小盘子进行稀释，则可以用
小勺子喂宝宝喝。

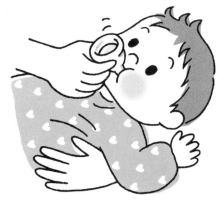

粉状药

是什么样的药
是小儿药物中最常见的类型
基本用法是用热或凉的白开水等冲服

注意要点
● 有苦味时，可以和其他食物搅拌，会更容易服用
● 不能和牛奶搅拌服用
● 常温保存，残留的部分要扔掉

哺乳期

1 把一次服用的药量加水搅拌

把一次服用的药量倒入小盘子里，加入少量的水溶解。为了不让宝宝讨厌药的苦味，可以稍微加入一些白糖。

2 把手指伸进宝宝口中抹药

啊～～

让宝宝张开口，用手指把溶解好的药，涂抹到口腔内壁或上颚内侧，然后再喂宝宝喝母乳、牛奶或水。

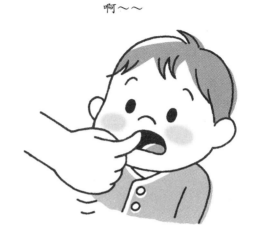

断奶以后

用果冻等把药包裹起来，以汤勺喂食

用水冲粉状药，凝固后，以汤勺喂宝宝吃。如果发苦，宝宝不喜欢吃，可以买一些专门服药用的果冻或冰淇淋等，和药混在一起喂宝宝。

可以和药混合的食物	最好不要和药混合的食物
·牛奶	·橙汁
·白糖	·葡萄汁
·冰淇淋	·苹果汁
·布丁	·婴儿专用的电解质饮料
·果冻	·奶粉
·可可粉	
○	✕

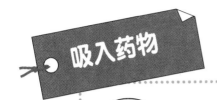

吸入药物

| 是什么样的药 | 是喷雾式、用嘴巴吸入的类型
常用于支气管哮喘等疾病的治疗 |

| 注意要点 | ● 服用时必须摇晃均匀
● 宝宝服用时，要使用辅助工具
● 宝宝服用后，要为宝宝擦拭口腔或漱口 |

1 使用辅助工具，喷入宝宝的口中

辅助吸入器内，设有装药容器，把喷射口对准宝宝的嘴巴，按下喷射按钮。

2 为宝宝擦拭口腔或漱口

如果药物长时间残留在口中，可能会滋生细菌等，进而产生副作用，所以稍后要用沾水的纱布为宝宝擦拭口腔或漱口。

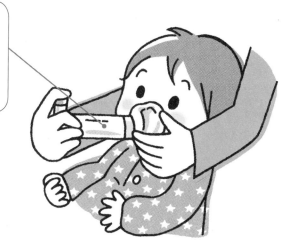

如果有辅助的工具，向口中喷射时，配合着宝宝的呼吸节奏也没关系。

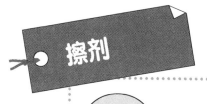

擦剂

是什么样的药	患湿疹等疾病的时候，直接涂抹在皮肤上的药物，分为软膏、乳膏、涂液等类型
注意要点	● 必须把宝宝患部擦拭干净再涂抹 ● 使用前，家长要把手洗干净 ● 按规定的次数和分量涂抹

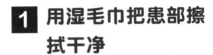

1 用湿毛巾把患部擦拭干净

妈妈要先用肥皂把手洗干净，再用拧干的毛巾为宝宝把患部擦干净。

要轻轻地擦拭，不可过度用力。

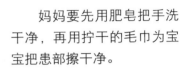

2 把药膏涂在指腹上，轻轻地用扩散式涂抹

妈妈要先把药膏涂在自己的指腹上，涂抹宝宝的患部时，要轻轻地进行扩散式涂抹。如果涂抹的范围较大时，最好先把药膏在患部多点几处，再均匀地涂抹开来。

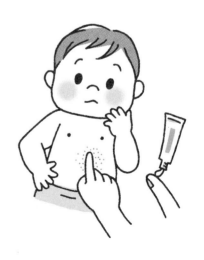

服药后，要悉心地呵护宝宝

对宝宝来说，吃药绝不是件高兴的事。大人知道"吃药是为了治病"，所以可以忍受药的苦，但宝宝并不会这么想。

因此，宝宝服药后，要给予更多的呵护，多多鼓励宝宝。仅仅这样做，就可以缓解宝宝的苦痛。

同时服用其他药物，必须告诉医生或药剂师

药物除了和食物、饮品之间存在着相克性，药物之间也存在相克性。如果同时服用药性相克的药物，可能会使其中的一种药效减弱或增强。

特别是对宝宝来说，内脏功能的发育尚不十分成熟，发挥药效的同时，副作用可能也会增大。

在别的医院开的药，或是从药店买来让宝宝服用的药，一定要向医生或药剂师说清楚。

最好把药名写下来，或直接带着药盒去就诊。

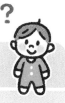

类固醇药物不安全，是真的吗

→有节制地使用就没问题

人们普遍认为"类固醇药物＝副作用大，危险"。这是对药物的误解。

长时间大量地服用，确实不好，但在一定的时期内调整好服用量，就是安全的药物。不要随意停止使用或减少药量，使用时绝对要遵从医嘱。

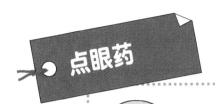

点眼药

是什么样的药
: 是直接滴入眼睛的药物。患结膜炎或针眼等眼病时，要使用含有抗生素的点眼药

注意要点
: ● 容器口不要直接接触眼睛
● 滴入眼睛后，为了预防药水流出来，要闭上眼睛

1 让宝宝的脸部朝上躺在妈妈的膝盖上方

让宝宝躺在妈妈的膝盖上方，用平时不惯用的手，轻轻地拉提宝宝的下眼皮。

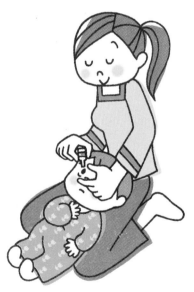

2 用惯用的手向宝宝的眼睛滴入1至2滴后，让宝宝闭上眼睛

向下眼皮的内侧滴入1至2滴药水。滴入后，让宝宝闭上眼睛，大约1分钟左右，妈妈的手要轻轻地按着宝宝的眼皮。

即使是没有顺利滴入眼睛，
也不要再多点几滴

　　点眼药时，一次的使用量，通常是1至2滴。即使是没有顺利滴入眼睛，有一部分流出来，也不要再多点几滴。

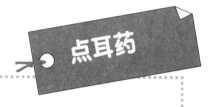

点耳药

是什么样的药　患中耳炎等耳病的时候，向耳朵内部直接滴入的药物

注意要点
● 容器口不要直接接触耳朵内部的皮肤
● 使用后，不要让宝宝乱抓挠耳朵

滴入耳朵内部的深处

　　让宝宝侧躺在膝盖上方，轻轻拉着宝宝的耳垂，把药水滴入耳朵内部的深处。为了预防宝宝乱抓挠耳朵，使用后，要悉心地看护宝宝。

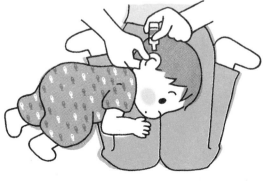

栓剂

是什么样的药
是可以插入肛门使用的药物。特征是被肠道吸收，能快速融入血液，所以见效快

注意要点
● 为了预防融化，要冷藏储存
● 为了预防误食，要放在宝宝够不到的地方

使用栓剂时，要注意排便的时间

由于栓剂很快就会见效，所以经常在发烧、痉挛发作等时候使用。

使用的关键是，尽可能在宝宝排便后插入使用。因为插入栓剂会刺激肛门，产生想排便的感觉。

栓剂插入30分钟以后，药物已经完全被吸收就没有问题，但如果插入后马上和大便一起排出来，就要重新插入。为了预防栓剂掉出来，要点是插入后，要按压肛门几分钟。

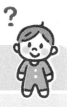

喝剩下的药可以留下来吗

→基本做法是每次都要用完

服药后，即使症状有所减轻，也不要随便中途停药。复诊时，如果医生允许停药才能停，基本做法是没用完的药就要扔掉。医生每次开药时，都是根据症状的类型及严重程度而开，所以就算把没用完的药留下来，下次也不能再继续使用。

1 抬起宝宝的双腿，把药物插入肛门

把宝宝的双腿抬高，让屁股露出来，把栓剂插入肛门。由于体温可以使栓剂融化，因此使用前不要拿在手里。

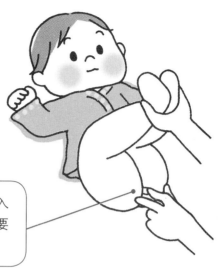

用手指撑开肛门后插入栓剂。火箭形状的栓剂，要从头尖的一侧插入。

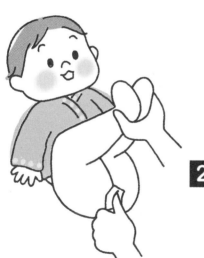

2 用纱布按压2至3分钟

插入栓剂后，要用卫生纸或纱布按压约2至3分钟，预防栓剂掉出来。

3 如果大便夹着栓剂一起排出来，要重新插入

插入栓剂后，在某些情况之下，宝宝会立刻排便。如果栓剂按照插入时的形状被排出来了，必须重新插入。

使用非处方药时的注意事项

非处方药能够缓解症状，但并不是能根治疾病的药物。如果使用方法不得当，反而会使病情更加恶化，所以提前了解如何正确地使用非处方药吧！

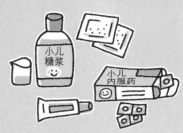

流鼻涕·鼻塞药

→因为有副作用，
要最小限度地使用

治疗流鼻涕、鼻塞的药物，基本上都被称为"抗组织胺类药物"，服用后会伴随想睡觉及口渴等副作用。如果症状很严重，导致失眠时，可以最小限度地使用。

止咳药

→咳嗽的原因是什么？
不能胡乱地止咳

如果是感冒所引起的咳嗽就不用太过担心，但咳嗽也有可能是其他大病的征兆。基本原则是，去医院接受诊治，要避免胡乱地使用止咳药止咳。

感冒药

→症状不见好转时，
要去医院就诊

是缓解发烧、咳嗽、流鼻涕、喉咙疼等感冒症状的药物。对于缓解普通感冒症状很有效，如果持续服用了2至3天，症状仍不见好转，要去医院就诊。

擦剂

→引起湿疹的原因不明时，不要使用

湿疹、皮肤炎、蚊虫叮咬等，根据各种症状的不同，擦剂的种类也很繁多。

擦剂一旦使用错误，可能导致症状恶化，所以如果引起湿疹的原因不明，还是去医院检查一下，会比较放心。

止泻·便秘药

→先少量使用，观察宝宝的情形后酌情增减

治疗腹泻的药，如果药效太强，可能会导致便秘；治疗便秘的药，也可能会导致腹泻。基本原则是，一开始先少量使用，观察宝宝的情形，再酌情增减。如果是调整肠道功能的药，则对腹泻、便秘均有效。

解热镇痛药

→成人使用的解热镇痛药，绝对不能让宝宝服用

原则上，大人使用的解热镇痛药，不能让宝宝使用！

为了避免药物的副作用，一定要选择儿童专用的解热镇痛药，也不能和感冒药一起服用。

宝宝绝对不能服用大人的药

宝宝的身体，不是大人身体的缩小版。

和大人相比，宝宝分解药物时所需的内脏机能尚未发育成熟。因此，如果和大人服用相同的药物，可能会药效太强，或产生重大的副作用。另外，有一些药物，即使是少量也不能让宝宝服用。

即使是少量的大人专用的非处方药，也不能给宝宝服用。

如果遇到不懂的问题，要先咨询药剂师

购买非处方药时，最好先咨询药房的药剂师，再进行选择，这样会比较放心。

即使是非处方药，如果和相克的药物一起服用，也会很危险，所以如果有同时正在服用的药物，一定要告诉药剂师，充分地咨询后再选购。

此外，轻微的咳嗽等症状，也可能是某些大病的征兆。所以当发觉宝宝身体不适时，不要先根据自己的判断去药店购买非处方药，最好先去医院作下检查。

2 如何喂奶喂饭

病情严重或是病刚治好时，如何喂奶、喂饭，是妈妈担心的问题。此时，要观察宝宝的情形，慢慢使其过渡到正常的生活。

病情严重的时候

Point 1 即使不吃饭
水分摄取足够就没问题

宝宝不吃饭时，可喂食母乳、奶粉、婴儿专用的电解质饮料、凉的白开水、大麦茶等，让宝宝摄取足够的水分，预防其产生脱水的症状。

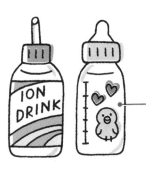

关于奶粉，如果医生有指示，可以冲得稍微稀一些给宝宝喝。

Point 2 不好消化的食物别吃

肉类、油炸食品及多纤维食物

身体不适的时候，消化食物的功能也会变弱。最好别吃不好消化的肉类及油炸食品。

> 通过磨碎食物等方式，把饭做得柔软一些。

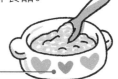

Point 3 如果宝宝愿意吃

布丁或冰淇淋都可以

宝宝生病没有食欲的时候，比起营养均衡，更重要的是"宝宝想不想吃"。在医生允许的范围内，喂宝宝吃一些他喜欢的食物吧！

> 由感冒所引起的发烧，只要没有腹泻及呕吐等症状，也可以吃冰淇淋。

病情严重时，不要勉强宝宝进食

宝宝生病时，如果什么也不吃，往往会引起妈妈的不安，因此会强迫宝宝吃一些东西。

如果宝宝不进食的状况持续了几次，体力的确会下降，但如果是发烧时，隔2至3顿不吃饭，基本上没什么问题。只要摄取足够的水分，就能够维持身体的正常机能。

勉强宝宝进食，反而会成为宝宝的负担，等宝宝想吃的时候，能吃多少就吃多少吧！

恢复期

病刚治好的时候，消化功能和病情一样，正在慢慢地恢复。喂宝宝吃一些容易消化的食物，慢慢回归到正常的饮食生活中。

Point 1 饮食不要变动太大
慢慢转变为稍硬点的食物

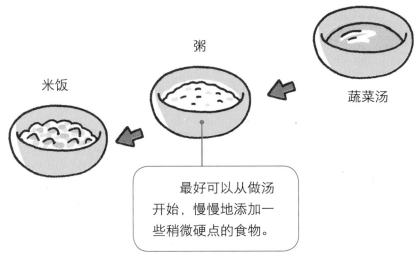

米饭

粥

蔬菜汤

最好可以从做汤开始，慢慢地添加一些稍微硬点的食物。

 NG!

不要让宝宝把吐出去的量，
全都补回来

　　宝宝吐过之后，即使是勉强进食，也只会再吐。正确的做法是，先不喂食，暂且观察情形的变化。

Point 2 希望宝宝快点好起来
就不要勉强其进食

不要急着让宝宝把"在生病期间少吃的全部补回来"。等身体的状况完全恢复后，宝宝自然就会想吃很多的东西。

生病时也能放心食用的宝宝食谱

蔬菜汤

把多种蔬菜切碎，用水煮熟，过滤后的汤，既不会对身体造成负担，又能保证营养的供给。

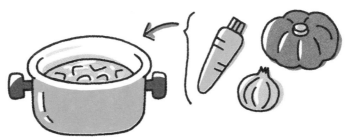

苹果汁

苹果和胡萝卜有调整肠胃状态的作用。腹泻等时候，把水果榨成汁喂宝宝喝吧！

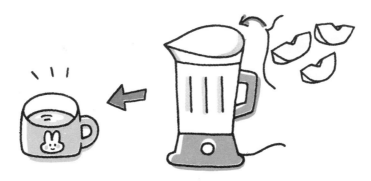

母乳和奶粉，宝宝想喝多少就喝多少

对哺乳期的宝宝而言，基本的原则是想喝多少就喝多少。勉强宝宝进食，会造成他的压力，最好不要那么做。

平时就喂母乳的宝宝，即使生病时不想喝奶，也想把妈妈的乳头含在嘴里。这种情况，可能和由生病带来的不安，及想被妈妈疼爱的心情有所关联。

妈妈的确很辛苦，但为了让宝宝安心，当宝宝想吸吮乳头时，就依照他的意愿吧！

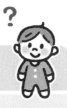

恢复期胃口过盛，怎么办

→宝宝有多少食欲就吃多少

病刚治好的时候，勉强让宝宝进食是不正确的，但如果宝宝想吃，那就另当别论。食欲的恢复，是身体恢复的外在表现，挑一些容易消化的食物，可以让宝宝想吃多少就吃多少。

只要宝宝有食欲就让他吃，即使是吃得特别多，身体也会保持平衡，所以没必要过度节制。

3
泡澡淋浴的时机

宝宝若明显精疲力尽的时候，当然不可洗澡，但究竟病中、病后，该不该洗澡呢？有很多人都不知道该如何判断，提前了解此时该不该洗澡的判断标准是什么吧！

宝宝有精神就帮他洗澡

宝宝的身体，新陈代谢特别旺盛，尤其是生病发烧的时候，会出特别多的汗。

因此，为了保持皮肤的清洁，预防皮肤发炎，悉心护理是不可或缺的。

病情严重时，不能勉强宝宝洗澡，但是病刚好的时候，只要宝宝的气色好，用温水洗澡，会让宝宝变得很清爽，身心可以得到放松，睡眠的品质也会变好。

这种情况可以泡澡
- 轻微的感冒症状，没有发烧
- 身上长痱子或尿布湿疹的时候

可以简单地淋浴冲洗
- 轻微发烧，但宝宝有精神，以及出汗或身体有异味时
- 受伤后，伤口还没有完全愈合时

泡澡或淋浴都不行
- 发烧等缺乏体力的时候
- 呕吐及严重腹泻的时候
- 引发痉挛的时候
- 烫伤未痊愈前
- 骨折等受重伤的时候

病中病后泡澡时的要点

长时间用热水泡澡，会消耗大量的体力，所以要尽量避免。泡澡时最好用温水，短时间就洗完出来。

用毛巾擦拭干净，预防皮肤发炎及湿疹

宝宝没有精神洗澡时，要用湿毛巾擦拭全身，保持身体的清洁。1天最少要擦1次，大量出汗时，1天要擦拭2至3次。

发疹时，放任宝宝出汗不管，宝宝会觉得很痒，要频繁地擦拭身体。

虽说如此，出汗时，最好的做法就是冲洗掉。等宝宝恢复精神、气色好的时候，还是为他简单冲个澡吧！

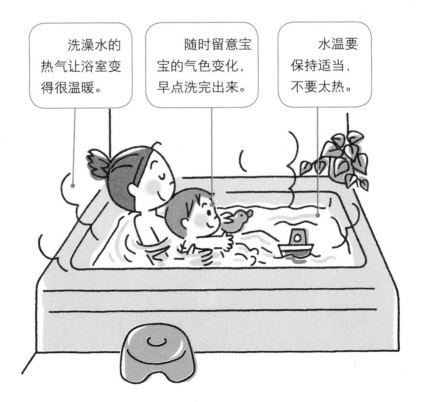

洗澡水的热气让浴室变得很温暖。

随时留意宝宝的气色变化，早点洗完出来。

水温要保持适当，不要太热。

病中病后淋浴时的要点

想要给病中、病后的宝宝仔细地洗澡，宝宝会太累，因此简单地把汗冲一冲就行了。如果宝宝还不会站立，最好在婴儿澡盆里洗。

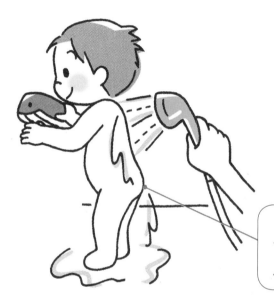

宝宝腹泻时，可以用莲蓬头冲洗屁股，保持清洁。

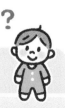

灵活使用沐浴用品

为了不使宝宝讨厌洗澡，洗澡时要让宝宝的心情愉悦。为宝宝唱歌啦，轻声细语的和宝宝说话啦，应尽量制造轻松的氛围。

婴儿玩具等安全性高的可爱商品，很容易买得到，如果能活用婴儿的沐浴用品也很不错。

不能洗澡时如何护理

准备好装满水的脸盆、毛巾、替换的贴身衣物和尿布等用品。用湿毛巾擦拭宝宝的全身。如果是冬季，则要把室内空调的温度调高，注意不要让宝宝的身体受凉。

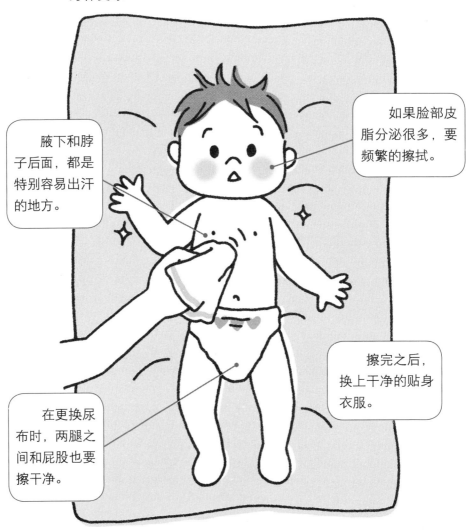

如果脸部皮脂分泌很多，要频繁的擦拭。

腋下和脖子后面，都是特别容易出汗的地方。

擦完之后，换上干净的贴身衣服。

在更换尿布时，两腿之间和屁股也要擦干净。

4 生病时只能睡觉吗

虽说生病或受伤时，保持安静是最重要的，但是安静不下来的，往往是宝宝自己。应观察宝宝的身体状况和脸色变化，再判断该不该让宝宝睡觉。

抱着宝宝或睡在旁边，让宝宝安心

身体不适时，宝宝会比平时更黏着妈妈。

宝宝磨人撒娇的时候，可以抱一抱或睡在他旁边，尽量温柔地对待他。因为，只要被妈妈抱着、抚摸着，宝宝就会变得放心，就能够缓解病痛。

如果宝宝不想睡觉，可念童书给他听，或让宝宝玩积木、游戏等，一起玩一些不用耗费体力的亲子游戏吧！

不要让身体活动，保持安静
- 患流感的时候
- 脸色不好的时候
- 感到恶心的时候
- 骨折等重度受伤的时候
- 咳嗽不止、呼吸困难的时候

不须勉强宝宝睡觉
- 发烧，但是有精神
- 轻微腹泻
- 轻微擦伤
- 患结膜炎、外耳炎
- 心情好，想活动时

不要让身体出很多的汗，舒适是最重要的

从前人们常说，感冒发烧时，"注意保暖，只要多出一些汗就好了"。但这是错误的做法。出汗，确实可以降低身体的热量，但并不是体温下降，就表示感冒已经治好了。

生病时，在舒适的环境中度过最重要。最好能把温度调节在28℃以下，湿度保持在50%左右。

即便使用空气清洁机时，也要经常打开窗户通风换气，以保持室内空气的清新。

使用加湿器时，要注意卫生状况

咳嗽、喉咙疼及鼻塞时，要注意湿度的调节。冬天的空气比较干燥，只要把洗过的衣物晾在室内，就可以保持一定的湿度，但如果有加湿器会更方便。

不过，如果加湿器疏于清理，则可能会成为滋生杂菌或霉菌的温床。使用堆积杂菌或霉菌的加湿器，反而会污染室内的空气。因此，使用加湿器时，要认真地清洗内部，时刻保持清洁。

多和宝宝进行肌肤接触

病中、病后，是守候在宝宝身边悉心呵护的好机会。躺着也可以为宝宝念童书，不会对身体造成负担。

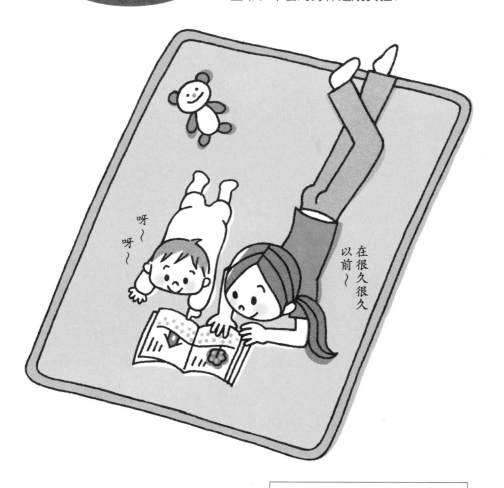

向你推荐这样的游戏
·堆积木游戏
·趴着做游戏（如第71页）
·玩洋娃娃

保持适当的温度和湿度

虽说生病了，但如果把室内空调的温度调得过高，反而会难以入睡。季节不同，温度有所差异，大致是以20℃至28℃为标准，让室内保持舒适的温度吧！喉咙疼及咳嗽的时候，还要充分注意室内的湿度。

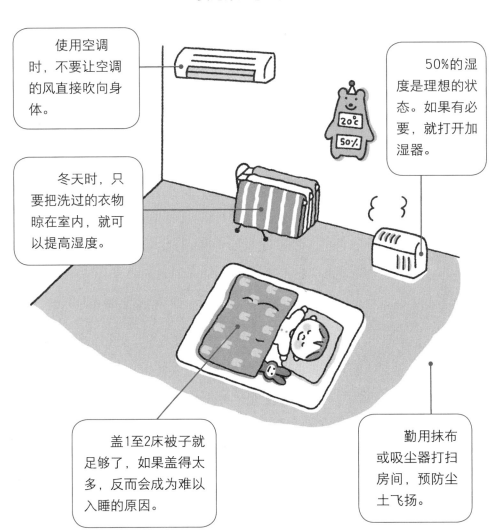

使用空调时，不要让空调的风直接吹向身体。

冬天时，只要把洗过的衣物晾在室内，就可以提高湿度。

50%的湿度是理想的状态。如果有必要，就打开加湿器。

盖1至2床被子就足够了，如果盖得太多，反而会成为难以入睡的原因。

勤用抹布或吸尘器打扫房间，预防尘土飞扬。

5 适合外出的时机

病愈后，经过多久才可以带宝宝外出呢？很多妈妈都会为此烦恼。有4项关键因素要观察，分别是：疾病的种类、是否发烧、脸色、食欲。综合观察、判断这些项目就可以了。

觉得"应该好了吧"，这时再让宝宝休息1天吧

宝宝患感冒等疾病后，一旦退烧变得有精神，很多妈妈就想让宝宝早一点去幼儿园。特别是必须上班的妈妈，都有想让宝宝早日回幼儿园的倾向。

但是，心情焦躁是大忌。虽说宝宝烧退了，但这并不代表他已完全恢复健康了。这时宝宝的体力还没有完全恢复，如果觉得"宝宝的病应该好了吧"的时候，最好再让宝宝好好地休息1天，这样就不用担心病情会反复发作了。

患传染性疾病时，要咨询医生后，再带宝宝外出

患感冒等疾病后，一旦有了精神，体力恢复以后就可以外出了。去上幼儿园、托儿所等，也都没有问题。

但是，如果得的是可能会传染给其他人的疾病，则另当别论。这种类型的疾病，往往会规定禁止外出的时间，即使是宝宝变得有精神，也不能在这个期间内让宝宝去上幼儿园。一定要得到医生的批准后，才能让宝宝去幼儿园。

另外，必须确认好各个幼儿园的相关制度。

得哪些疾病时，
不能让宝宝上幼儿园

· 麻疹（见第25、53页）

· 流行性腮腺炎（见第24页）

· 游泳池病毒热（见第25页）

· 流行性感冒（见第24、32页）

· 百日咳（见第57页）

· 德国麻疹（见第25、53页）

· 水痘（见第25、53页）

外出没问题吗？ **4个**确认要点

是不是带有传染性

如果是可能会传染的疾病，那么，在传染的风险没有解除之前，禁止外出！要严格遵守禁止外出的期限，除此之外的疾病，也应咨询医生后再作决定。

有没有发烧

发烧时不能外出。退烧后的第二天，病情反复发作的情况很多，所以也要尽量避免外出。

气色好不好

观察宝宝的脸色是否苍白，有没有因为发烧而脸色发红。如果和正常时的脸色一样就无须担心。

有没有食欲

检查宝宝有没有好好地喝奶、吃饭。病后通常都会比平时的饭量有所减少，只要宝宝心情好、有食欲就没有问题。

生病至恢复正常状态的日程表

（患感冒等疾病的情况）

① 发病前的折腾人时期

　　这一个时期，大多数的宝宝都会表现出没有食欲、心情不好、经常哭闹。出现这种情况时，要仔细地观察宝宝的情形。

嗯，怎么了？

妈妈

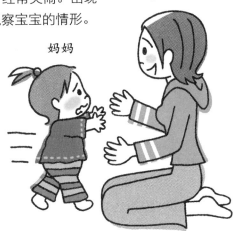

② 症状的凸显时期

　　发病时，会伴随发烧、咳嗽、流鼻涕等症状。要尽量片刻不离地悉心照顾宝宝。

嗯～

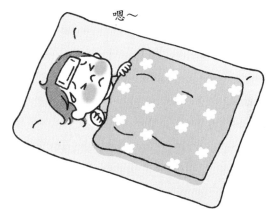

③ 恢复期

症状缓和，能够起床玩耍，但还需要静养。可以为宝宝念童书等，陪在其身旁。

嘻～嘻～

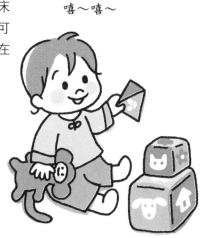

④ 可以外出，去幼儿园

如果宝宝的体温正常、脸色好、有食欲，就可以外出，也可以去上幼儿园了。

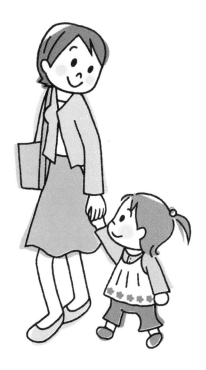

II

和医生融洽相处的技巧

由于宝宝经常会生病，所以如何和医生相处，对妈妈来说是很重要的课题。

1

要这样选择宝宝的医生

经常就诊的医生，如果是位值得信赖的小儿科医生，这比什么都能让妈妈和宝宝放心。妈妈可以利用网络搜集信息，尽量找离自家近的医生。

选择自己感觉好的医生

为宝宝选择医生时，妈妈不要忽略自己的感觉。虽说是宝宝的医生，但实际上和医生交谈的是妈妈，最重要的是医生和妈妈的脾气合不合，妈妈对医生有没有信赖感。

妈妈提出问题后，要观察医生的回答方式，也要观察医生如何对待宝宝等各个方面，据此选择让自己信赖的医生。

选一个能够根据需要为自己介绍专门医院的医生也很重要。

寻找自家附近可以让你放心的医生

宝宝会有各种突发状况，会经常生病。因此，如果有方便就诊的医生，心里就会觉得有依靠且比较放心。

选择医生的要点，排在第一位的是要离家近。比起离家远的大医院，还是选择近处的、能很快带过去或能赶到家里来的医生为好，这样一来，对妈妈的好处自然不用说，对于突发状况多的宝宝也更好。

不要盲目地换医院

对医生的诊断、治疗方案存在质疑或感到不安的时候，请另外的医生再帮宝宝看病，并征求其意见，这种情况被称为"第二意见"。

就第二意见的本身来说，是为了能够认可医生的诊断而接受治疗，但也不能因此就盲目地接受很多医生的诊治，这样并不是好的做法。如果未参考第二意见，因而得不到充分地治疗，最后倒霉的是宝宝。所以要尽量避免盲目地换医院。

找到一位好的医生……

· 了解宝宝的平时状态，容易作出准确的判断

· 关于宝宝生病时吃什么药的问题，能够轻松愉快地商谈

· 能够长期观察宝宝成长、发育的情形

如何选择好的医生

Point 1 在附近的妈妈们之间
评价良好

附近住家的口碑，妈妈之间的评价很重要。小儿科去哪儿比较好？要看皮肤科和耳鼻喉科时，找哪一个医生比较好？像这样先搜集信息，再进行选择。

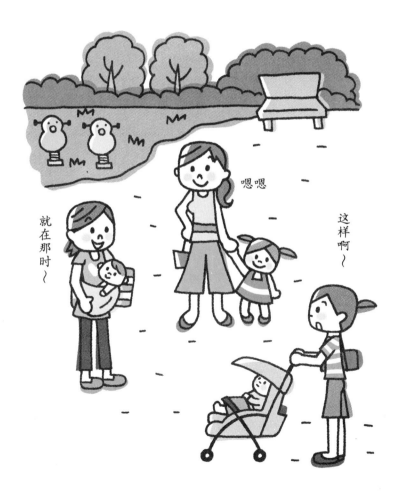

就在那时~

嗯嗯

这样啊~

Point 2　选择何种诊所
小儿科

最好选择小儿科的专门医生。但是，宝宝的病情可能会突然恶化，最好选择与所属区域的大医院及专科医院有合作关系的医院。

Point 3　地点的考量
离家和幼儿园近

因为要带着生病的宝宝一起去就诊，所以如果离家和幼儿园的距离近，就会比较方便，在短时间内就能赶到的范围内寻找比较合适的诊所和医生。

Point 4　医生的选择
能够清楚回答问题者

除了疾病的说明、治疗方案、如何用药之外，最好选择还能够对居家护理作出简单易懂说明的医生。

医生的选择
交谈后给人信赖感者

妈妈能够放心地和医生商谈，并提出自己的问题，这是很重要的事。最好选择有信赖感、容易相处、脾气好的医生。

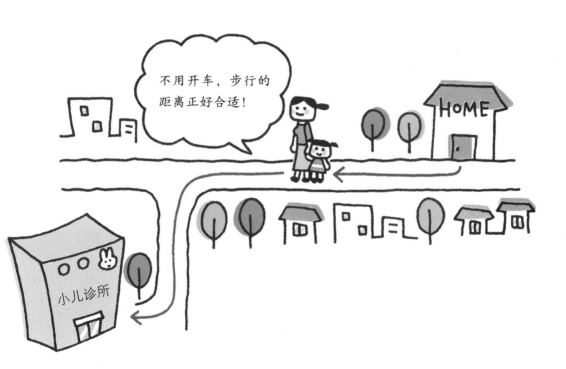

2 正确的就诊做法

为了使医生作出正确的诊断，以及让治疗顺利进行，最重要的是，妈妈要正确介绍宝宝的状况。现在就来了解几个注意要点吧！

就诊前的准备

 Point 1 要写下宝宝的
症状和发病经过

什么样的症状？在什么时候出现？把发病经过写下来。体温的纪录、有没有发疹、腹泻、呕吐等症状，这些都必须告诉医生。

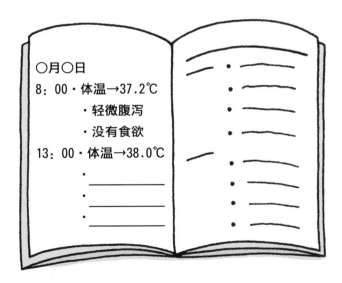

○月○日
8：00・体温→37.2℃
　　　・轻微腹泻
　　　・没有食欲
13：00・体温→38.0℃

Point 2 如果正在服药

要一并带去医院

如果有正在服用的药（包括外用药），要带上实物或准确地告之药名给医生。这是避免药性相克、副作用及过敏的重要信息。

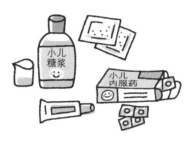

Point 3 衣着的选择

好穿也好脱的

为了让宝宝能够马上接受诊治，要选择好穿也好脱的衣服。如果诊察能顺利进行，还可节省询问疾病的时间。

着装的要点

· 和连身裤相比，还是上衣、裤子分开来穿比较好

· 和套头衫相比，还是前面开口的衣服比较好

· 在外面走动时，要穿好外套

向医生说明宝宝症状时，要努力做到简洁易懂

宝宝无法自己诉说症状，所以为了让医生作出正确的判断，使治疗能顺利地进行，必须依靠妈妈告知的信息。

什么样的症状？在什么时候？以怎样的方式表现出来？持续了多长时间？最重要的是必须向医生传达正确的信息。

为了做到这些，事前必须认真地准备。把症状和发病经过写下来，这样对于医生提出的问题，就能够做到准确地回答。但凡宝宝的体温变化、大小便的状态等，把平时留心到的一切，都写下来吧！

在候诊室时请注意，还有其他的宝宝

宝宝生病时，无意中就会只关注自己的宝宝，但别忘了候诊室里还有其他的妈妈和宝宝。

例如：麻疹、水痘、流行性感冒等可能会传染给其他宝宝的疾病，在带去医院就诊时，必须告知院方。

为了预防传染，医院可能会把候诊室分开设置，并由传染科接诊，家长和宝宝必须遵照医院的规章制度。

就诊时的要点

Point 1 在候诊室内

不要吃零食或喝果汁

医生对宝宝诊察时，要仔细地观察其口腔内部。诊察时如果宝宝口中有食物，堵在喉咙里，就会影响医生的判断。

Point 2 让医生看自己的笔记

并作简要说明

宝宝生病时，妈妈特别容易恐慌。一边让医生看记录有宝宝症状和经过的笔记，一边进行简要地说明，更能把宝宝的病情正确易懂地告诉医生。

宝宝别怕喔～～

哇～

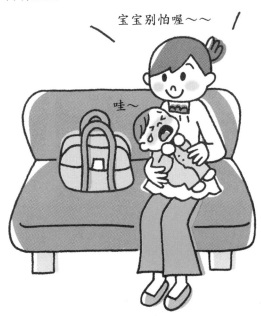

不懂的问题
一定要询问清楚

关于宝宝治疗的进展、如何用药、居家护理等，有不懂的问题一定要向医生问清楚。有效地治疗离不开妈妈正确的知识。

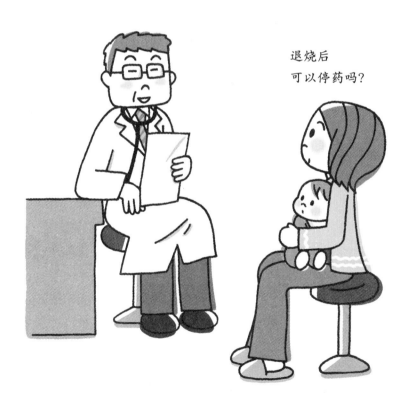

退烧后
可以停药吗？

想要告诉医生的信息

· 症状出现的日期、时间

· 从开始发病到目前的经过

· 服药等居家护理的内容

· 除了主要症状之外，心里介意的事

停止这样的行为

●给医生打电话长时间咨询

会造成正在进行诊察的其他患者的治疗中断。即使不在诊察时间内，除非是紧急情况，否则也应该有所限制。

●和其他妈妈一味地闲聊

在候诊室里，有很多身体状况不好的宝宝，所以不要给周围的人造成困扰，尽量安静地等待。

●把宝宝托付给家人之外的人

陪同宝宝就诊的人，一定要非常清楚宝宝的情况。如果迫不得已托付给家人之外的代理人，一定要交给他详细记录宝宝病情的笔记。

3 如何叫救护车?

如果发生必须叫救护车的紧急状况，惊慌也是人之常情，但此时最重要的是保持冷静，把宝宝的状况简要地介绍给对方。感到不安时，就向他人求助，冷静地对待吧！

向对方介绍症状时，要努力做到简单易懂

由于宝宝突发疾病或意外受伤，而请求救护车援助时，妈妈因此受到惊吓也在情理之中。但是，正因情况紧急，更应该准确介绍病情，否则可能会延误救护车的到来。

当妈妈感到紧张和不安的时候，就向家人或邻居求助吧！

关键是在电话中要尽可能准确、简洁地说明宝宝的状况、所在位置，并请求对方告知必要的急救措施。

和宝宝同行时，必须携带的东西

- 儿童保健手册
- 医保卡
- 手机
- 钱包
- 尿布、毛巾被
- 可以成为诊断参考的物品

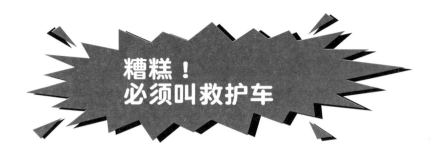

糟糕！
必须叫救护车

1 **拨打120**

拨打120后要冷静且果断地告知对方需"急救"。

2 **简易说明必要事项**

通过电话必须传达的事项，如下表所示。接线员会逐一询问，要冷静地回答。

- 目前所在的住址（有何标记、路线）、电话号码、自己的姓名

- 有没有电梯和自动锁

- 宝宝的性别和年龄

- 受伤的部位、状况及现在的病情，已采取了哪些急救措施

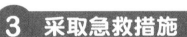

3 采取急救措施

在救护车到来之前，采取必要的急救措施。不知道该怎么做时，可以咨询接线员。

4 救护车到来时，要进行引导

最好是有其他人帮忙。听到救护车的鸣笛声时，要到屋外进行引导。

5 和宝宝同乘救护车去医院

妈妈一定要陪宝宝一起去医院。准备好必须携带的物品，出门前不要忘记关好门窗、煤气等。

4 必须住院治疗时

　　根据生病或受伤的程度，有时必须住院进行治疗。住院时，关于疾病的说明、治疗方法，以及入院护理等，必须确认的事项有很多。不要把这些事情统统交给妈妈，爸爸和其他的家人，也应一起去医院！

父母一起去医院，
听医生说明很重要！

这种病……

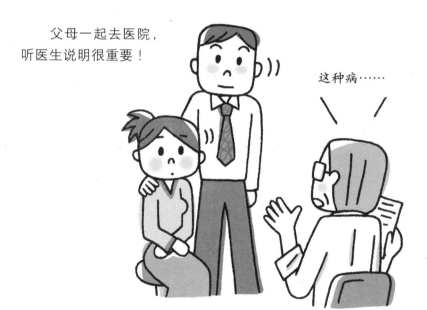

住院前要先问清楚的事

· 必须住院的原因　　· 什么地方父母需要积极配合

· 今后的治疗方案　　· 大概何时可以出院

爸爸也一起听听医生的说明吧

宝宝如果生病或受伤，这种状况就已经让妈妈感到非常不安了，若还要住院治疗，则会让妈妈更加六神无主。

如果宝宝必须住院治疗，医生会对此进行说明。入院前，必须确认许多问题，所以父母要尽量共同听取医生的说明。这样双方都会比较放心，也能减少漏听或漏问住院期间必须注意的内容。

医生进行说明的时候，如果有任何质疑或疑问，应认真地询问医生。如果爸爸妈妈的心绪不宁，也会影响到宝宝。

入院前，即使多减少一分不安，都会有利于宝宝的治疗效果。

只要时间允许，要尽量多陪伴宝宝

宝宝住院时，一般来说，医院不允许父母陪同宝宝一起住院，但由于生病或受伤，及住院后环境的变化，都会造成宝宝心里不安。因此，为了提高治疗的效果，即使不能够父母陪同共同住院或全天陪护，在医院允许的范围内，仍要尽可能地多陪伴宝宝以安抚其情绪。

在探病的时间内，要尽可能陪在宝宝的身边。如果宝宝喝母乳，前往探望宝宝的时候，别忘了携带提前挤好的奶水。如果宝宝想撒娇，就让宝宝尽情地撒娇吧！

探病期间，妈妈们之间尽可能少"串门"

在陪伴宝宝住院的时间内，许多妈妈喜欢在病房之间"串门"，互相交流一些育儿心得，这样会增加宝宝之间感染疾病的几率。最好减少这种活动。

避免多人探望

宝宝生病住院，会牵动许多亲朋好友前来探望，这种大规模探视对宝宝病情不利，因为在许多封闭式的医院里，太多的成人陪伴会增加空气的浑浊，且可能造成传染病的传播，不利于宝宝的恢复。

记得按时复诊

目前许多医院都在努力提高医疗技术，尽量缩短住院时间，所以妈妈们一定要按医嘱带宝宝定期回医院复诊。

住院必需品

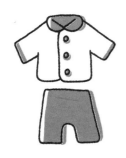

睡衣

准备好穿易脱的睡衣，并准备一套替换用的。

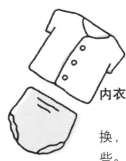

内衣、尿布

必须频繁地更换，最好多准备一些。

围兜

不只是吃饭时用得到，平时围着还可以预防睡衣被弄脏。

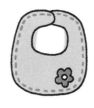

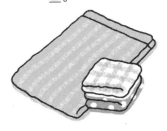

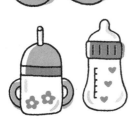

拖鞋或凉拖

如果宝宝能够站立，或蹒跚学步时要准备。和凉拖相比，室内拖鞋更便于走路。

毛巾、浴巾

洗脸、洗澡时必须用到的毛巾和浴巾，甚至还可以充当毛巾被。

刷牙用具

准备平时使用的漱口杯，如果有必要，把牙刷也准备好。

奶瓶、水瓶

喂宝宝喝奶、喝水时必备的器具。

还可以准备以下物品，方便护理

· 卫生纸

· 洗发精、护发乳、肥皂

· 宝宝喜欢的玩具、童书

· 湿纸巾

· 刷子、发带

5
通过疫苗接种来保护宝宝

目前国内疫苗接种的比率相当高，这使得传染病传播得到控制，已大幅降低幼儿严重后遗症及死亡的概率。如果没有特殊的原因，请积极地让宝宝接受疫苗接种，以预防疾病吧！

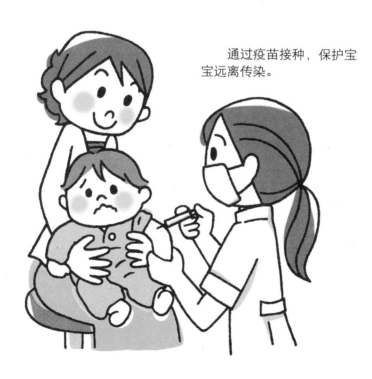

通过疫苗接种，保护宝宝远离传染。

要尽量让宝宝接种

虽然是否让孩子接种疫苗，全凭父母的判断，但是，家长们千万不可忽视疫苗接种的重要性。目前之所以没有发生大规模传染病，都是普及疫苗接种的结果。

不能因为没有传染病，就拒绝进行接种，因为正是由于进行了疫苗接种，才避免了大规模传染病的流行。

疫苗接种有2种类型

免费预防接种

→这些疫苗最好都能接种

由政府提供的免费疫苗接种，包括：卡介苗、乙肝疫苗、脊髓灰质炎疫苗、百白破疫苗、麻风疫苗、乙脑疫苗、麻疹疫苗、A群流脑疫苗、A+C群流脑疫苗、麻腮疫苗、破伤风、白喉以及应急接种的炭疽疫苗、钩体疫苗等共13种疫苗，每次接种都必须登记在儿童保健手册中。

自费接种

→有接种意愿者，可自费进行接种

肺炎链球菌、轮状病毒、甲型肝炎等疫苗的接种，有意愿的父母可以自费为孩子进行接种。

灵活安排时间表

1 事先预约

前往接种疫苗前，应事先确认该医院、诊所或卫生所接种的时间及项目，再依宝宝接种的种类按时前往，以免白跑一趟。

2 明确接种的次数和时间间隔

接种疫苗的种类不同，接种的次数以及下次进行接种的时间间隔也都有所不同。要安排好次数和时间，编排时间表。

3 标上优先顺序

容易得的疾病，或容易变得严重的疾病，要优先进行接种。麻疹和结核类容易变得严重的疾病，要最优先接种。此外，有些季节性发作的疾病，则必须在大规模流行之前进行接种。

时间表确定！

疫苗接种前至当天的要点

疫苗接种前一天

1 阅读预防接种篇

每位新生儿都会拿到一本《儿童保健手册》，里面的"预防接种篇"会写着注意事项等内容，一定要亲自看一遍。

2 完成预诊卡的填写

记录下宝宝生病和健康状态。为了能够正确地填写，一定要事先仔细地完成。

4 洗澡

在清洁身体的同时，为宝宝作全身检查。仔细观察宝宝的身体有没有发疹等异常情况。如果是在接种的当天早上洗澡，必须避免入浴的时间太长。

3 测量体温

这是了解宝宝健康状况的重要线索，要在接种的前一天，宝宝心绪平静的时候测量。

5 准备随身携带物品

如果忘了携带重要物品，可能无法进行接种，为了做到不漏带东西，最好按照左边的图，一边检查，一边准备。

疫苗接种随身携带之物品

□儿童保健手册　　□健保卡
□户口簿（初次赴该单位接种者）
□预诊卡　　□书写用具　　□饮品
□毛巾　　　□尿布及贴身衣物

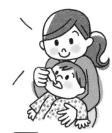

口服的接种疫苗，一旦被吐出来，就要重新服用。

疫苗接种当天

1 测量体温

宝宝可能会突然身体不适，一定要观察宝宝的身体状况，并测量体温。也要察看大小便的状况。

2 喂奶或进食

有些疫苗必须口服，如果宝宝打嗝或呕吐，可能会把疫苗吐出来。所以喂奶或进食，至少要在进行接种前30分钟完成。

4 办理手续

到了目的地后，要马上到窗口办理手续，并提交儿童健康手册和医保卡。

3 换好衣服，出发

为宝宝换上穿易脱的衣服。贴身的内衣要穿短袖或无袖的。检查完有没有忘了携带的东西之后，出发吧！

5 接受医生的询问和检查

可将预诊卡提供给医生参考，而医生也会问宝宝最近的身体状况如何，到目前为止接种过的疫苗，有没有产生副作用等问题。最好事先作好笔记。

6 完成疫苗接种

最终确认完之后，进行疫苗接种。接种后，要在医院等待约30分钟，看看有没有产生副作用。如果宝宝的身体出现异常，就要马上去找医护人员。

请牢记
主要的疫苗种类

接受疫苗接种前，要充分了解哪一种疫苗对预防何种疾病有效。还要提前知道接种的次数、时间及接种同一种疫苗的时间间隔。

卡介苗（BCG） 公费

时间： 出生24小时以内、满1个月前
次数： 1次

→预防结核病的疫苗，会留下疤痕

宝宝一旦感染结核病菌，很容易严重化，而且结核的免疫能力无法遗传，所以应该尽早、最优先进行接种。装有短针的注射器，要在身体的2处进行接种。

甲型肝炎疫苗

时间： 1岁以上可注射
次数： 2次，至少需间隔6个月

→经口传染

甲型肝炎好发于卫生条件不佳的地区，主要通过饮食传染，症状为疲倦、厌食、发烧、黄疸等。大多数人会自然痊愈，并产生抗体，有极少数会发生爆发型肝炎，严重时可能会致死。施打疫苗可有效预防。

水痘

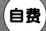

时间： 出生满1年以后
次数： 1次

→皮下注射疫苗的类型；上托儿所前接种

　　水痘是传染性很强的疾病，想让宝宝上托儿所等机构时，最好在入所前完成接种会比较放心。即使是接种后，仍有极少被传染的可能，但是症状会轻很多，所以最好让宝宝在满1岁以后进行接种。

脊髓灰质炎疫苗

时间： 出生满两个月至6岁
次数： 5次

→预防脊髓灰质炎（小儿麻痹）的疫苗

　　脊髓灰质炎是一种急性传染病，对1～6岁的宝宝伤害很大，很可能导致瘫痪、肌肉萎缩、骨骼畸形，只要按时施打，可有效预防伤害，让宝宝远离骨骼畸形。

流行性感冒疫苗

时间： 出生后6个月至小学6年级
次数： 每年2次

→流行季节到来之前，大约在10月左右进行接种

　　流感的症状，一旦恶化，宝宝会有生命危险。关键是要在10月至12月左右，流行季节到来前进行接种。间隔4周，进行第2次接种。8岁以下初次接种流感疫苗者，应注射两剂，且间隔1个月以上，其后每年接种一剂。

麻疹疫苗

时间： 出生满8个月至7岁
次数： 2次

→预防麻疹的疫苗

　　麻疹是一种急性全身发疹性呼吸道传染病，传染性很强，好发于1～5岁儿童，在人口密集而未普种疫苗的地区约2～3年发生一次大流行。能引起宝宝发烧、结合膜炎、上呼吸道炎症、全身斑丘疹甚至死亡，目前接种疫苗是预防麻疹最直接有效的方法。

百白破疫苗

时间： 出生满3个月至6岁
次数： 5次

→预防百日咳、白喉、破伤风疾病的疫苗

　　百日咳、白喉、破伤风都是5岁以下儿童易得的急性传染疾病，一旦受到感染。最常造成的疾病咳嗽、发烧、头痛等，严重时会产生后遗症或死亡，父母们应多加留意。

乙肝疫苗

时间： 出生后24小时内、满1个月及满6个月时
次数： 3次

→预防乙肝的疫苗

　　大多数乙肝病毒携带者来源于新生儿及儿童期的感染,感染乙型肝炎以致肝脏长期发炎，可能会演变成肝硬化或肝癌。所以应早接种。

流行性腮腺炎

时间：1岁以后
次数：1次

→皮下注射疫苗类型

　　尽量在2～3岁前完成接种。如果宝宝在托儿所或幼儿园开始集体生活，会增加感染的风险，所以最好在2～3岁前完成接种。如果10岁后受到感染有可能伴有并发症，所以接受疫苗接种比较放心。

A群流脑疫苗

时间：6个月～15周岁的儿童
次数：4次，6个月第1次，3个月后第2次，3岁时接种第3次，6岁时接种第4次

→皮下注射疫苗类型，预防A群脑膜炎球菌引起的流行性脑脊髓膜炎

　　流行性脑脊髓膜炎（简称流脑），是严重危害儿童健康的传染病。多见于冬春季，可引起宝宝高烧、头痛、喷射状呕吐、脖子发硬、败血症等，甚至因脑部损伤而遗留听力下降或耳聋、智力低下等后遗症。注射流脑疫苗是预防流脑的有效手段。

轮状病毒疫苗

时间：出生～5岁
次数：6个月到3岁，每年1次，3～5岁1次

→为口服疫苗。两种疫苗效果及安全性皆获确认

　　轮状病毒是5岁以下幼儿肠胃炎的主因之一，会引起呕吐、水泻、腹痛、发烧等，没有特效药，只能补充宝宝流失的水分与电解质，要特别注意有没有脱水现象。为避免宝宝受此折磨，父母可考虑是否自费施打疫苗。

乙脑疫苗

时间： 6个月～6周岁的儿童

次数： 5次，6个月第1次，7～10天后接种第2次，1.5～2岁第3次，4岁时接种第4次，6岁时接种第5次

→皮下注射疫苗类型

　　乙脑，是一种侵害中枢神经系统的急性传染病。常造成婴幼儿死亡或留下神经系统后遗症。它一般通过蚊虫叮咬传播。注射乙脑疫苗是保护婴幼儿免受流行性乙型脑炎病毒感染的有效措施。

肺炎疫苗

时间： 2岁以上的儿童

次数： 5次，6个月第1次，7～10天后接种第2次，1.5～2岁第3次，4岁时接种第4次，6岁时接种第5次

→皮下注射疫苗类型

　　肺炎球菌通过空气飞沫传播，是在世界范围内引起死亡的重要原因之一，2岁以下的宝宝，很容易受到侵袭。家长如果有条件建议给孩子接种。

B型流感嗜血杆菌疫苗（简称HIB）

自费

时间： 2个月～5周岁儿童

次数： 3次。2、4、6个月各1次

→皮下注射疫苗类型

　　B型流感嗜血杆菌主要通过飞沫传播，感染性非常强。婴幼儿受到感染，常造成下呼吸道感染、脑膜炎、肺炎、败血症等，父母应该积极及时在宝宝出生6个月内完成接种。

如果要让宝宝上托儿所，要配合入所的时间

宝宝一旦过了3个月，从妈妈那里遗传来的免疫力就会下降，此时很容易得各种疾病。所以，妈妈应该特别留意各项疫苗接种的时间。

如果考虑让宝宝上托儿所，最好在入所前完成疫苗的接种。在托儿所时，宝宝要开始集体生活，与其他宝宝接触的机会增加，也会同时增加感染的风险，为了预防疾病，最好制作疫苗接种的时间表，作好接种的准备。

如果错过了接种时间，要咨询医生

制作疫苗接种时间表时，如果以集体接种时间为中心，就会减少忘记接种的风险。但宝宝可能突然有身体不适等很多情况无法按照时间表进行接种。

此时，要和负责接种的医生商量，看看能不能另外约时间进行接种疫苗，总之，要随机应变才行。

6

定期健康检查吧

定期健康检查，是了解宝宝健康及发育状况的重要机会。为了消除宝宝成长中带来的不安，结合宝宝的每一个成长阶段，勤于接受健康检查吧！

分为公费健康检查和自费健康检查

宝宝的定期健康检查可分为两种类型，一种是由政府提供的免费健康检查，另一种是个人自费至医院进行的健康检查。

目前公费的健康检查，提供对象为从出生至7岁的宝宝的预防保健服务。请依照《儿童保健手册》之"儿童预防保健服务"单元建议的时间，带宝宝至设有儿科的医院、保健院检查，该单元也列举了健康检查的服务项目，可供父母参考。

健康检查前的准备

- 把宝宝的成长过程和病例写入《儿童健康手册》

- 把宝宝的健康状况及行为有何异常写入笔记

- 记得携带《儿童健康手册》、健保卡及随身物品

- 健康检查前一天，洗好澡，检查宝宝的身体状况

当天的注意事项

- 起床后，测量宝宝的体温，如果宝宝的身体
  不适时，应考虑延期检查

- 为宝宝换上好穿易脱的服装

- 在出发前30分钟，完成喂奶、进食

把平时介意的事记录下来

健康检查是了解在每一个成长阶段，宝宝健康及发育状况的重要机会。健康检查的时间，一般是在出生后1个月、3至4个月、6至7个月、9至10个月、1岁、1岁半、3岁、6岁时进行。

每一个年龄阶段都必须进行的检查是：身体测量及全身健康状态的检查。

除此之外，还要检查宝宝的脖子有没有竖稳等，以及符合宝宝成长阶段的专项检查。

平时对于宝宝的成长，有哪些担心的事，可以写入笔记，健康检查时就能好好地向医生咨询了。

定期健康检查随身携带之物品

□儿童保健手册　　□医保卡
□预诊卡　　　　　□饮品
□尿布及贴身衣物　□浴巾
□书写用具

符合各个成长阶段的健康检查专案

提前了解

1个月时的健康检查

健康检查的专项实例

· 身体测量（身高、体重、头围、胸围）

· 全身的健康状况

· 原始反射（吸吮反射、握持反射等）

· 有没有歪脖子

· 髋关节有没有脱臼

· 肚脐是否干燥

发育状况

检查反射行为是否正常

宝宝还无法对呼喊声作出直接的回应，所以通过触摸宝宝的手掌，看看宝宝会不会握住你的手，通过这种"握持反射"等行为，检查宝宝的神经系统发育是否正常。

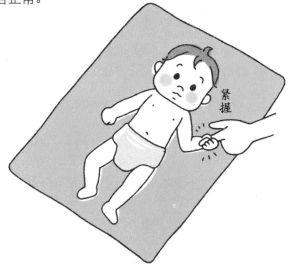

紧握

第一次健康检查时，心中充满了各种疑虑

出生后1个月，不光是宝宝，妈妈也有必要进行健康检查，母子可以一起去妇幼保健院（所）检查。

宝宝出生后的这段时期，很容易发现先天性疾病，要仔细确认先天性代谢异常甄别检查的结果。如果父母心里有担忧的问题，尽管去问医生，以消除平时的不安。

身体状况

观察骨骼及身体的平衡感

把宝宝的全身彻底检查一遍，看看骨骼、肌肉有无异常，以及有没有先天性疾病等。如果母乳中的维生素含量不足时，医生会开应补充的维生素。

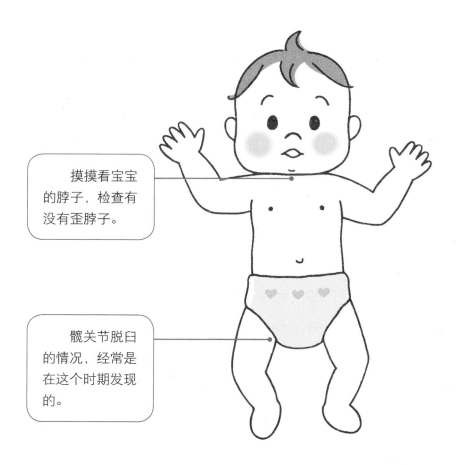

摸摸看宝宝的脖子，检查有没有歪脖子。

髋关节脱臼的情况，经常是在这个时期发现的。

3至4个月时的健康检查

观察宝宝的脖子有没有竖稳，以及眼睛的活动状态

拿东西在宝宝的眼前晃动，观察宝宝的眼睛有没有"追着东西看"。这样就可以了解宝宝的视力，以及脑神经系统是否存在异常。

健康检查的专项实例

- 脖子是否竖稳
- 头部的形状
- 肌肉的状态
- 对于大的声响及被叫唤时的反应
- 眼睛是否追着东西看

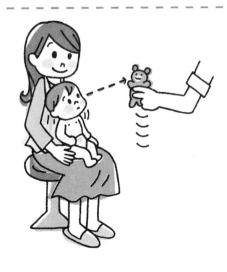

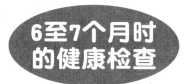

6至7个月时的健康检查

手抓东西的举动很重要

宝宝会用手去抓看到的东西，观察宝宝够东西的举动。这是判断神经系统发育是否正常的重要指标。

健康检查的专项实例

- 坐姿及如何翻身
- 是否伸手去够眼睛看到的东西
- 宝宝被扶站着时的状态
- 对于声音及打招呼的反应
- 手帕测试（盖住宝宝视线时的反应）

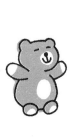
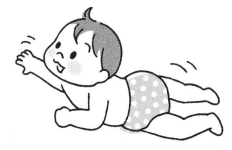

别太在意宝宝不会做的事

出生后半年左右，宝宝学会如何翻身，也能坐着了，是成长比较明显的时期。可是父母可能又常常会觉得自己的孩子长得比较慢。

宝宝行动的发育，会明显因人而异。即使是和别的孩子相比，发育略显迟缓，只要宝宝健康，就没有什么可以担心的。

父母应该多关注宝宝能够做得到的行为，全家人一起分享育儿的乐趣吧！

比起看电视和看影片，还是亲子交流最重要

在这个时期，妈妈和宝宝的交流，在以后的语言中枢发育及心理发育中，具有至关重要的作用。即使是宝宝还不会说话，还听不懂你在说什么，也要留心地和宝宝一边玩，一边交流。

即使电视里播放的是很愉快的画面，也不要让宝宝一直坐在电视机前。妈妈和家人陪伴在宝宝的身边，直接进行对话交流很重要。

9至10个月的健康检查

透过降落伞反射，检查宝宝的平衡感

降落伞反射指的是，两手抱着宝宝，让宝宝的身体倾斜时，观察宝宝想用双手保持平衡的举动。让宝宝用手抓着小的物品，检查其神经发育是否正常。

健康检查的专项实例

- 爬行，扶着东西站着时的状态
- 坐姿
- 降落伞反射（身体倾斜时的反射行动）
- 伸手够小物品时的状态
- 乳牙的生长情况

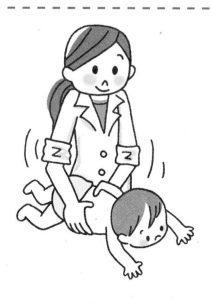

1岁半时的健康检查

对语言有所反应，就可以放心了

宝宝的蹒跚学步时期。为了掌握宝宝脑部的发育情况及听力如何，和宝宝说话时观察其反应，看看宝宝是不是理解你在说什么。

健康检查的专项实例

- 走路的姿态
- 手指的使用与活动的方式
- 对语言的反应和理解程度
- 视觉、听觉
- 乳牙的生长情况，有无蛀牙

哪一个是熊呢？

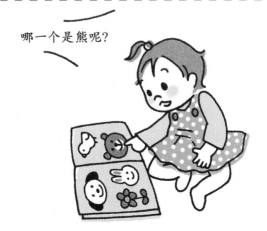

为宝宝制造远离事故的生活环境

出生后9个月至1岁左右，宝宝学会了爬行和扶着东西站立，开始了小儿该有的活泼好动。

这是宝宝好奇心旺盛的时期，对于进入自己视线范围内的东西，以及自己感兴趣的物品，都会当成玩具，放入口中，这点要特别留心与注意。

可以陪宝宝玩一些激发好奇心的游戏，为了避免危险事故影响宝宝的安全，对于宝宝生活空间的管理，要做到万无一失！

如果医生说："还是做个详细的检查会比较好！"

健康检查时，有些情况，医生可能会说："为了谨慎起见，还是做个详细的检查会比较好！"此时，妈妈内心会充满对宝宝可能生病或存在发育障碍的不安和恐惧。

但在检查时，最不安的还是宝宝，他会对初次来的地方，产生不好的回忆，躺在不认识的机器上面，也会感到强大的压力。

因此，接受检查时，妈妈要比平时更加温柔地对待宝宝，以消除宝宝心里的不安！

索 引

困ったとき、とっさのときの赤ちゃん救急ＢＯＯＫ

Komattatoki tossa no toki no akachan kyuukyuu book

Copyright @ SHUFU TO SEIKATSU SHA CO., Ltd.2007

All rights reserved.

First original Japanese edition published by SHUFU TO SEIKATSU

SHA CO., Ltd. Japan

Chinese (in simplified character only) translation rights

arranged with SHUFU TO SEIKATSU SHA CO., Ltd. Japan

Through CREEK & RIVER Co., Ltd. and CREEK & RIVER SHANGHAI Co.,

Ltd.

江苏省版权局著作权合同 图字10-2014-075号

图书在版编目（CIP）数据

宝宝发烧生病突发意外怎么办 / ［日］原光彦主编；
宋亚清译. —— 南京：江苏科学技术出版社, 2014.5

（含章·品尚生活系列）

ISBN 978-7-5537-2935-0

Ⅰ. ①宝… Ⅱ. ①原… ②宋… Ⅲ. ①小儿疾病 – 防治 Ⅳ. ①R72

中国版本图书馆CIP数据核字(2014)第043643号

宝宝发烧生病突发意外怎么办

主　　　编	【日】原 光彦	
编　　　著	【日】主妇和生活社	
译　　　者	宋亚清	
责 任 编 辑	樊　明　　葛　昀	
责 任 监 制	曹叶平　　周雅婷	

出 版 发 行	凤凰出版传媒股份有限公司 江苏科学技术出版社
出版社地址	南京市湖南路1号A楼，邮编：210009
出版社网址	http://www.pspress.cn
经　　　销	凤凰出版传媒股份有限公司
印　　　刷	北京旭丰源印刷技术有限公司

开　　　本	718mm×1000mm　1/16
印　　　张	15
字　　　数	165千字
版　　　次	2014年5月第1版
印　　　次	2014年5月第1次印刷

标 准 书 号	ISBN 978-7-5537-2935-0
定　　　价	32.80元

图书如有印装质量问题，可随时向我社出版科调换。